入職1年目から
現場で活かせる！

こころが動く
医療コミュニケーション
読本

中島 俊

筑波大学国際統合睡眠医科学研究機構〔WPI-IIIS〕・准教授

医学書院

【著者紹介】

中島　俊（なかじま・しゅん）

筑波大学国際統合睡眠医科学研究機構（WPI-IIIS）・准教授

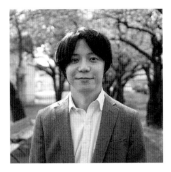

2006年北海道医療大学心理科学部卒。博士（医学）。臨床心理士，公認心理師，国際動機づけ面接トレーナーネットワーク（MINT）認証トレーナー。北海道メンタルケアセンター常勤心理士，東京医科大学睡眠学寄附講座助教，睡眠総合ケアクリニック代々木主任心理士，帝京大学文学部心理学科講師，国立精神・神経医療研究センター認知行動療法センター臨床技術開発室長を経て，現職。研究の専門は，エビデンスに基づく心理療法。現在は，テクノロジーを活用したコミュニケーションに関する研究や医療コミュニケーションに関する研修，よりよい眠りのための研究に携わっている。趣味はウルトラライトハイキング，ビカクシダ栽培，Googleマップでおいしいごはん屋さんをピン止めすること。

入職1年目から現場で活かせる！
こころが動く医療コミュニケーション読本

発　行　2023年8月1日　第1版第1刷©

著　者　中島　俊

発行者　株式会社　医学書院
　　　　代表取締役　金原　俊
　　　　〒113-8719　東京都文京区本郷1-28-23
　　　　電話　03-3817-5600（社内案内）

印刷・製本　三美印刷

本書の複製権・翻訳権・上映権・譲渡権・貸与権・公衆送信権（送信可能化権を含む）は株式会社医学書院が保有します.

ISBN978-4-260-05282-5

は じ め に

　臨床心理士をめざした学生時代，"患者さんの立場に立つ"ための具体的なかかわりがわかりませんでした。医療機関で働くようになってからは，忙しい医療者が1人の患者さんと向き合える時間はきわめて短いこと，医療は不確実な状況の連続で患者さんとのかかわりは文脈に大きく依存することを学びました。臨床心理士養成校の教員として教育に携わるなかでは，医療現場から学生に，同僚とのコミュニケーションや記録の取り方といった社会人としての基本的なスキルが求められていることを知りました。医療コミュニケーションに関する研修講師の機会をいただくなかでは，多くの医療者が患者さんに"何を伝えるのか"だけではなく，"どのように伝えるのか"で悩まれていることを痛感しました。

　本書は，上記の筆者の経験をもとに執筆した「週刊医学界新聞」での連載"こころが動く医療コミュニケーション"（2020年11月から全17回）を大幅に加筆・修正したものです。本書では，患者さんと医療者の双方にとって負担とならない質問や情報提供の仕方といった基本的スキルから，患者さんの治療意欲を引き出す動機づけ面接(MI)や意思決定を支援する共同意思決定(SDM)といった状況に応じたかかわり方について，具体的なセリフとともに紹介しています。また，臨床心理学領域の知見，例えば医療者の自己開示や医療者と患者さんの関係性のアセスメント，医療者自身のメンタルを保つためのコツについても紹介していることも本書の特徴の1つです。

　本書では，患者さんとの具体的なかかわりを学ぶことができるよう，エビデンスやエキスパートの経験からつくられた"型(マニュアル)"を多く紹介していますが，盲目的に本書に記載されたデータや具体的なセリフに基づくかかわりだけを取り入れてしまうと，患者さんと接するうえでの本当に大切なものが見失われてしまうとも感じています。このような筆者の思いから，本書では，第1章として医療コミュニケーションの根

幹をなす医療者の態度や倫理観，マニュアルの是非などについて取り上げ，医療者としての自分のかかわりを見つめ直す機会を設けています。

　連載と執筆にあたり，さまざまな職種の医療者にヒアリングを行い，現場で働く医療者が患者さんとの関係だけでなく，同僚との関係や職場環境で悩まれていること，医療が医療者個人の自己研鑽によって支えられていることを再認識しました。そのため本書は医療コミュニケーションと銘打ってはいますが，患者さんだけでなく，同僚とのかかわり方や管理職の方に向けた環境調整や業務適正化についても触れています。

　本書はコミュニケーションに関する最新のエビデンスを多く反映したものとなるように執筆しました。本書の執筆にあたっては，主任研究者を務めるコミュニケーション研究に協力くださった共同研究者の方々，国立精神・神経医療研究センターの元同僚の大井瞳さん，井上真里さん，野間紘久さん，宮崎友里さん，大塚公美子さん，小村久子さん，菅原由美子さん，新川瑤子さん，高階光梨さん，浅沼比奈子さん，香本円香さん，柳田綾香さんにこの場を借りて御礼申し上げます。また，私に医療コミュニケーションに関して学ぶきっかけを与えてくださった原井宏明先生，岡嶋美代先生，医療コミュニケーションに関する研究や研修のノウハウを惜しみなく教えてくださった堀越勝先生に厚く御礼申し上げます。連載と出版にあたっては医学書院編集者の古川貴文さんに大変お世話になりました。そして何より，研究や本書の執筆に関して，ご協力・ご意見をいただいた患者さん・当事者の方に感謝申し上げます。

　本書によって，患者さんへの支援がよりよいものになるだけでなく，医療者の負担が減り，医療者にとってもやさしい医療になることを願っています。

2023 年 7 月吉日

　　　　　　　　　　　　　　　　　　　　　　　中島　　俊

読者アンケートご協力のお願い

本書へのご意見・ご感想をお寄せいただければ幸いです.
右記二次元コードもしくは下記 URL からご回答いただけます.
アンケートにご協力いただいた方から抽選で図書カードを進呈いたします.
抽選の結果は賞品の発送をもってかえさせていただきます.

https://www.igaku-shoin.co.jp/prd/05282/

第 1 章

医療者がもつべき
倫理観・態度

1 医療者が陥りがちな，患者さんとの関係を悪化させる6つの罠

　私たち医療者にとって，患者さんがどのようなお悩みや理由で医療機関を受診したのかの話に耳を傾けることは基本的なかかわりです。しかし最近の研究では，半数以上の医療者が患者さんに受診の理由を尋ねる機会を設けておらず，また，尋ねたとしても患者さんの話を途中で中断させてしまうことが報告されています[1]。この報告によると，医療者が患者さんの話を遮るタイミングは開始から3〜234秒(中央値：11秒)でした。限られた時間での正確な診断と治療のために話を遮ることが必要な場合もありますが[2]，少なくとも患者さんの話を医療者が数秒聞いただけで遮ってしまう場合は，双方にとってよい結果にならないでしょう。医療者と患者さんのコミュニケーション不足は，再入院のリスク因子の1つだとする報告もあります[3]。

　そこで本項では医療者が陥りがちな，患者さんとの関係悪化を引き起こす，コミュニケーションの6つの罠(表1-1)[4]を紹介します。

表1-1　6つの罠に関するそれぞれの特徴

罠の種類	特徴
アセスメントの罠	面接を情報収集ととらえ，患者さんに質問ばかりする
専門家の罠	患者さんの協力なしで問題を解決しようとする
早過ぎるフォーカスの罠	患者さんの話を聞かず，話し合いたい話題にすぐ移る
レッテル貼りの罠	「うつの人は○○」のようなレッテルにとらわれた状態で患者さんとかかわる
悪者探しの罠	医療者に責められることを恐れ，患者さんが防衛的に振る舞う
おしゃべりの罠	本題以外の話題で盛り上がり過ぎてしまう

〔ウイリアム・R・ミラー，他(著)，原井宏明(監訳)．動機づけ面接．第3版．上．星和書店，2019：58-67より作成〕

患者さんとの関係を悪化させるコミュニケーションの罠

1）アセスメントの罠

　医療者が患者さんとの面接を単なる情報収集ととらえて，アセスメントのために，特にはい/いいえで答えられる「閉じた質問」ばかりしてしまうことです。患者さんの会話を中断させる医療者の行動の59%は「閉じた質問」だったと報告されており[1]，この罠にはまった医療者と接した患者さんは，疎外感を感じたり治療に対して受け身になったりします。患者さんとのかかわりはアセスメントではなくその人を知るためのものと考え，医療者が聞きたい内容だけでなく相手が話したい内容にも配慮することが必要です。

2）専門家の罠

　医療者が患者さんの話を聞かずに専門家として問題の解決を図ろうとしてしまうことです。プライマリ・ケア医と専門医では，専門医のほうが患者さんの話を遮りがちと報告されています[1]。医療者がこの罠にはまらないためには，患者さんは一緒に問題を解決していくパートナーであるという認識をもつことが重要です。

3）早過ぎるフォーカスの罠

　医療者が問題解決を急ぐあまり，患者さんの話を聞かず会話を展開させてしまうことです。面接のプロセスは，①関係構築とアジェンダ（話し合うべきテーマ）設定，②探索と仮説検証，③治療計画とされています[2]。しかし①を飛ばして②や③に進んでしまう場合は，この罠にはまっているといえます。この罠にはまらないためには，①〜③の面接のプロセスを意識することが重要です。

4）レッテル貼りの罠

　医療者が患者さん自身の情報だけで，すぐにその人を決めつけたかかわりをしてしまうことです。「うつ病の人は神経質な人が多い」という思い込みによって患者さんとかかわろうとする場合は，この罠にはまって

いるといえます。目の前の患者さんの訴えに耳を傾ける姿勢が欠かせません。

5）悪者探しの罠

　医療者からの批判を恐れて，患者さんが問題の原因が自分にあると考え，医療者からの質問などを避けようとする態度を，医療者自身が招くことです。例えば昼夜逆転して困っている患者さんの趣味が夜にスマートフォンでゲームをすることで，そのことを医療者から過去に強く批判された場合，患者さんは医療者から責められることを避けようと，実際にはスマートフォンでゲームをしているのに「していません」と真実とは異なる内容を話すかもしれません。このような状況に陥らないためには，患者さんの多くが責められていると感じるようなパーソナリティと紐づく解決法をすぐ提案するのではなく，患者さんが何で困っていてそれに対してどういった援助ができるかに関心がある旨を，医療者が患者さんにまず伝えることが肝要です。

6）おしゃべりの罠

　名前の通り，話し合うべき話題から外れて会話を進めてしまうことです。3）早過ぎるフォーカスの罠への対処と同様に面接のプロセスを意識して，雑談のなかから話し合うべき話題にどう会話を展開させるのかを考えることが重要です。

　例えば図1-1では睡眠・覚醒リズムの後退を伴ううつ病患者さん（20代）と医師の診察の会話を示しています。この例では，医療者は複数の罠にはまり，一方的な会話を展開してしまっています。このようなかかわりでは，患者さんの本音を引き出すことが難しいだけでなく，正確な病態把握も困難になりがちです。ここでははじめに，①どのような悩みで来院されたかや現状について共感的にかかわり，会話が脱線してもある程度遮らず自由に話してもらう，②アセスメントだけでなく，その人の価値観や考えを知るためにかかわりをもつ，③治療計画を共有していく，というプロセスを意識するとよいでしょう。

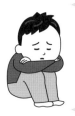

（部屋に入室する）失礼します。

（予診票にうつで休職中，昼夜逆転と記載あり）はじめまして。医師の〇〇です。今はうつで眠れないことでお困りなのですね？ お薬は飲んでいますか？（**アセスメントの罠**）

昼夜逆転する若者はスマートフォンをしていることが多い。（**レッテル貼りの罠**）

大体そんな感じです。薬もちゃんと飲んでいるんですけど眠れなくて。

そうなのですね。眠る前にスマートフォンをいじってませんか？（**専門家の罠**）

んー，やっぱり眠れないとやることがなくてスマートフォンをいじってます。

スマートフォンの光は夜型を助長させますから，そのせいかもしれませんね。寝る前はスマートフォンを控えてはどうですか？（**早過ぎるフォーカスの罠**）

眠れたらスマートフォンもいじらないと思うんですけど……。何かいい方法はないですかね？

昼間，運動はしていますか？（**アセスメントの罠**）

図 1-1　複数の罠にはまった医療者のコミュニケーション
実際にはこれらの「罠」は 1 つの会話のなかで重複することが珍しくないが，本例では医療者の 1 つの会話ごとに分かれて登場している。

医療者の面接（診察）時間が短いことでどのような弊害が生じるか

　ここまで，医療者と患者さんの関係悪化を引き起こすコミュニケーションについてお伝えしてきました。この問題の背景には医療者のコミュニケーション・スキルだけでなく，面接時間の短さも大きく関連していると考えられています[5]。では面接時間を長くすればいいのかというと，現在の診療報酬体系のまま面接時間を長くしただけでは，患者さんの待ち時間の増加や医療者の業務量の増加につながると懸念されており[5]，慎重な議論が必要です。現状，短い面接時間のなかで医療者がどのくらい患者さんの話を遮らずにいれば，患者さんが自分から話したい

内容を話してくれるのでしょうか。冒頭の研究[1]では，医療者が話を遮らない場合に患者さんが話したい内容を話し始めるまでの時間は2〜108秒(中央値：6秒)でした。これらをふまえると，2分間ほど患者さんに好きに話してもらうだけでも，患者さんの満足度はだいぶ高まるかもしれません。

医療にも"急がば回れ"の精神が必要といえます。

今回のまとめ

- 医療者は患者さんの会話をついつい遮りがちである。
- その背景には，医療者のコミュニケーションの問題と面接時間の短さがある。
- 患者さんとの関係を築き，かつ必要な情報を引き出すためには，自身が陥りがちなコミュニケーションの罠を知り対策を練ることが役立つ。

落とし穴に落ちないためのコツ

多くの場合，自分がはまりがちな落とし穴は決まってきます。落とし穴にはまってしまうことを未然に防ぐためには，どの落とし穴にはまってしまうかだけでなく，自分がどのような状況でその落とし穴にはまってしまうかも含めて振り返ってみましょう。振り返ったのち，自分1人では予防策が思いつかない場合には，同僚や友人の医療者が同じ状況でどう対応しているか複数人に聞いてみましょう。複数人から教えてもらった対処法のうち，自分がしっくりくるものを取り入れることで，落とし穴にはまらないかかわりができるようになります。

参考文献

1) Singh Ospina N, et al. Eliciting the Patient's Agenda-Secondary Analysis of Recorded Clinical Encounters. J Gen Intern Med. 2019 Jan；34(1)：36-40.［PMID：29968051］
2) Mauksch LB. Questioning a Taboo：Physicians'Interruptions During Interactions With Patients. JAMA. 2017 Mar 14；317(10)：1021-2.［PMID：28291896］
3) Auerbach AD, et al. Preventability and Causes of Readmissions in a National Cohort of General Medicine Patients. JAMA Intern Med. 2016 Apr；176(4)：484-93.［PMID：26954564］
4) ウイリアム・R・ミラー，他(著)，原井宏明(監訳). 動機づけ面接. 第3版. 上. 星和書店，2019：58-67.
5) Mohammed RSD, et al. Physicians Interrupting Patients. J Gen Intern Med. 2019 Oct；34(10)：1964.［PMID：31270787］

2 医療コミュニケーションの土台となる医療者の倫理観

　近年，患者さんにどのような医療を提供するのかという"医療の中身"だけでなく，医療者が患者さんと"どうかかわるのか"というコミュニケーションの役割が注目されています。例えば，医療者の共感力の有用性を示す文献の１つとして，共感力の高い医療者が主治医となる２型糖尿病患者さんは，共感力の低い医療者を主治医とする同疾患の患者さんに比べてその後の死亡率が低いことを示す研究[1]が挙げられます。

　ではなぜ医療者の共感力が患者さんの予後と関連するのでしょう。この作用機序は不確かな部分も多いですが，医療者が患者さん中心の共感的なかかわりをもつことで患者さんの満足度が高まり，アドヒアランス（遵守）や健康関連行動が促進されるためと考えられています。

文脈に合わせたコミュニケーション・スタイルを選ぶ

　例えば心理療法の世界では，その心理療法の有効性は，心理療法全般にまたがる医療者の共感力などの「共通性」と，それぞれの心理療法に特有のスタイルや疾患特異的な要素といった「特異性」に分類することができます。同様に，医療コミュニケーションも共通性と特異性に分けられます。医療コミュニケーションではさまざまなコミュニケーション・スタイルが開発されており，代表的なものとして，患者さんと医療者がともに参加するヘルスケアの意思決定プロセスである「共同意思決定（Shared Decision Making：SDM）」，患者さんの行動変容を促すかかわりである「動機づけ面接（Motivational Interviewing：MI）」，患者さんに対するエビデンスに基づいた正しい情報の伝え方である「リスク・コミュニケーション」などが挙げられます。

　それぞれのスタイルを選択する際には，たとえ同じ疾患の患者さんを

表 1-2　共同意思決定と動機づけ面接の共通性と特異性

	SDM（共同意思決定）	MI（動機づけ面接）
ターゲット行動	選択行動	問題行動
ゴール	意思決定	行動変容
指針	患者さんの自律性の尊重，患者さんとの良好な関係性構築	
医療者の姿勢	・選択肢を考える必要性の説明 ・選択肢に対する賛否の情報提供 ・患者さんの好みを聞きサポート	・説得を避け動機を引き出す ・変わりたい理由に耳を傾ける ・プラン立案をサポート

〔Elwyn G, et al. Shared decision making and motivational interviewing：achieving patient-centered care across the spectrum of health care problems. Ann Fam Med. 2014 May-Jun；12（3）：270-5.［PMID：24821899］より作成〕

対象とする場合でも，疾患の程度やどういった支援が求められているかなど，そのときの文脈を考慮する必要があります。例えば表 1-2 は糖尿病と肥満の患者さんに行う SDM と MI の特徴を比較したものです[2]。両者とも患者さんの自律性を尊重し，良好な関係を築くために患者さんのバックグラウンドを知ろうとする指針は共通しています。しかしターゲットとする患者さんの行動や最終的なゴール地点，そこをめざすための医療者の姿勢は異なっています。よりよい支援を考えるに当たっては，患者さんに最適なコミュニケーション・スタイルを選択することが大切です。

患者さんとのかかわりの判断基準を考える難しさ

　長年，医療に携わる方から，「OSCE（Objective Structured Clinical Examination：客観的臨床能力試験）を受けた最近の医療者は，患者さんとの最初のかかわりをすべて『開かれた質問（はい/いいえで答えられない質問）』で応対するので，困惑してしまう患者さんがいる。状況に合わせて使い分けられないと，ロボットと変わらない」と医学教育に関するご意見をいただいたことがあります。確かに患者さんの気持ちや考えを引き出すためには，「開かれた質問」のほうが「閉じた質問（はい/いいえで答えられる質問）」より，多くの有意義な情報を引き出すことができるといわれています[3]。しかしだからといって，どのような状況でも「開かれた質問」を行えばよいわ

けではありません。先述のコミュニケーション・スタイルの選択と同様に，患者さんとのかかわりについての判断基準はその方の特性や症状，緊急度などに大きく依存します。ここが医療コミュニケーションの難しいところです。

　また共感的なかかわりが重要ではないケースもあります。例えば，一刻を争う患者さんが救急車で運ばれてきた場合や，いつも同じ薬を服用していて経過も良好な慢性疾患の患者さんが，急いで薬の処方を求める場合などがこれに該当します。これらの場合，じっくり耳を傾けて共感的にかかわるよりも，具体的な処置や処方，アドバイスなどの情報提供を行うほうが適切といえるでしょう。複雑性の高い医療という文脈において，しっかり話を聴くべきか否かを判断できる確かな材料は少ないと考えられますが，医療者はコミュニケーションが文脈や相手の望むものを考慮したうえで行われるべきという前提を忘れてはいけません。

医療コミュニケーションは「介入」なのか？

　ある疾患や問題に対するコミュニケーション・スタイルが他のかかわりよりも優れているかを検証するための無作為化比較試験[4]では，特定のコミュニケーション・スタイルの有効性や限界が示されています。このようにエビデンスが積み重なるにつれて，「医療者はそれらのスタイルを用いて，決められた選択や変化に向けてどの程度まで患者さんを促していいのか？」という中立性(不偏性)が，倫理的観点から議論されています。

　医療者の中立性や患者さんの意思決定は尊重すべきことですが，それを過剰に意識するあまり，患者さんに「これから禁酒の動機づけを高める面接をしてもよろしいでしょうか？」と承諾を得たうえでかかわることには，多くの医療者が違和感を覚えるでしょう。

　中立性を理解するための例として，優秀な医療者とやり手の営業マンの違いが挙げられます。両者は高いコミュニケーション・スキルをもっていますが，前者の中心となるマインドが患者さんの利益であるのに対して，後者は営業マンの利益にあります。患者さんの事前の承諾なしで

表 1-3　各状況における医療者を含めた対人援助職のかかわり方

	選択肢	対人援助職のかかわり
①子どもを産むか迷っているいる母親と医療者	A：産む B：産まない	強く中立性が求められる（選択肢 A＝選択肢 B）
②死にたいと訴える患者さんと医療者	A：生きる B：死ぬ	個人の意思にも配慮しつつ，特定の方向（選択肢 A）への意思決定や行動変容を促すことが妥当
③アルコール依存の患者さんと医療者	A：禁酒する B：飲酒を続ける	
④受刑者と矯正職員	A：刑務作業に従事する B：怠役する（刑務作業を怠る）	個人の意思だけでなく，社会全体として特定の方向（選択肢 A）への意思決定や行動変容を促すことが必要

行われる医療コミュニケーションでは，「誰に利益があるのか？」を医療者が考える必要があります。例えば医療者に利益相反があるような研究や，治験を導入するインフォームド・コンセント時には，医療者が患者さんに特定の方向への意思決定や行動変容を促すコミュニケーション・スタイルを用いることはあまり望ましくないでしょう。

　以上をふまえた対人援助職のかかわり方を表 1-3 に示しています。①のように患者さんの価値観や人生に影響を及ぼす意思決定では医療者に強く中立性が求められるのに対し，②や③は緊急度の高さや患者さんの生死，QOL など医療福祉的観点からも利益が明らかです。そのような場合は，個人の意思にも十分に耳を傾けたうえで，特定の方向への意思決定や行動変容を促すかかわりが妥当であると考えられます。また④のような状況下では，個人の意思決定や利益に加え公共の利益が大きく関与し，社会全体として特定の方向への意思決定や行動変容を促すかかわりが必要になります。医療者がどこまで患者さんの意思決定や行動変容に中立でいるべきかの判断は，医療者の倫理規範に大きく委ねられているのです。

今回のまとめ

- 目的に応じたスタイルの違いである「特異性」を意識して，適切なコミュニケーション・スタイルを選択する。
- 文脈に合わせたコミュニケーションが重要である。
- 中立性を考えるうえで，医療者の高い倫理観が求められる。

倫理的にかかわるためのコツ

例えば医療者側の倫理的なリスク回避のため，あまりにも何から何まで同意を取りはじめると，患者さんにとっては医療ではなく，ビジネスライクなかかわりに感じられるでしょう。かといって同意を全く取らないのは医療者として大きな問題です。どこからどこまではOKで，どこから NG かのいわば許容範囲は，医療者個人としての考えだけでなく，所属機関や部署などの考えにも大きく左右されます。試行錯誤するのではなく，事前に所属先の許容範囲を把握したうえで，自分の許容範囲を考えておくとよいでしょう。

参考文献
1）Dambha-Miller H, et al. Association Between Primary Care Practitioner Empathy and Risk of Cardiovascular Events and All-Cause Mortality Among Patients With Type 2 Diabetes：A Population-Based Prospective Cohort Study. Ann Fam Med. 2019 Jul；17（4）：311-8.［PMID：31285208］
2）Elwyn G, et al. Shared decision making and motivational interviewing：achieving patient-centered care across the spectrum of health care problems. Ann Fam Med. 2014 May-Jun；12（3）：270-5.［PMID：24821899］
3）Apodaca TR, et al. Which Individual Therapist Behaviors Elicit Client Change Talk and Sustain Talk in Motivational Interviewing? J Subst Abuse Treat. 2016 Feb；61：60-5.［PMID：26547412］
4）Dempsey AF, et al. Effect of a Health Care Professional Communication Training Intervention on Adolescent Human Papillomavirus Vaccination：A Cluster Randomized Clinical Trial. JAMA Pediatr. 2018 May 7；172（5）：e180016.［PMID：29507952］

3 マニュアルに基づくかかわりの大切さと柔軟さ

　前項(p.7)ではさまざまなコミュニケーション・スタイルを紹介しました。それぞれのコミュニケーション・スタイルには，ベースとなるマニュアルがあります。では，医療者はどの程度それに準拠しながら患者さんとかかわるべきなのでしょうか？　本項では対人支援や心理療法に関する研究を紹介しながら，対人的なかかわりにおけるマニュアルの位置づけや活用方法を考えます。

目の前の患者さんに向き合った臨機応変な対応を

　従来，対人的なかかわりは，医療者のパーソナリティや考えが強く反映された，その人特有のスタイルとして考えられてきました。そのため再現性が低く，対人的なかかわりにおけるエビデンスの検討・構築が難しい点が問題となってきたのです。このような問題は，人と人とのかかわりが中心となる臨床心理学の分野でより問題視され，心理療法のマニュアル化が求められるようになりました。心理療法がマニュアル化されたことにより，マニュアルに基づく心理療法の無作為化比較試験が行われてエビデンスが積み重ねられるようになりました。この心理療法のマニュアル化の動きは，"小さな革命"とも呼ばれます[1]。

　対人的なかかわりをマニュアル化することは，エビデンスの構築や医療の質の統一，対人支援者のトレーニングなどに効果的と考えられています[2,3]。しかしマニュアルはあくまで指針であり，それだけではかかわりとして不十分です。例えば，「患者さんのやる気を引き出すかかわり方」を例に考えてみましょう。

　患者さんの気持ちに寄り添った支援は，コミュニケーションの基本的な指針として考えられます。また，患者さんの気持ちや考えを引き出す

Aさん

医療者

（体調が悪いのに，問診票をたくさん書かされて疲れたな……。鼻水も止まらないし，早く薬がほしいな）
失礼します。

指針1
開かれた質問を多くしましょう
（O：Open question）

今日はどうされましたか？

（問診票にしっかり書いたのに読んでいないのかな？）
急に鼻水が止まらなくなってしまいまして。薬もらえますか？

急に鼻水が止まらなくなってしまったのですね。
それは大変ですね……。

指針2
聞き返しで患者さんのつらさに寄り添いましょう
（R：Reflection）

（話が通じない人だな……）
ええ。バイトがつらいので，薬もらえますか？

図1-2　ミスコミュニケーションを引き起こすAさんと医療者との会話

ためには，「閉じた質問」より「開かれた質問」が有効です。しかしこれらをマニュアル通りに適用するだけでは，図1-2のようなミスコミュニケーションを引き起こす可能性があります。図1-2では問診票の内容や鼻炎のつらさなど，Aさんからすれば言うまでもない内容にも「開かれた質問」と「感情に寄り添った聞き返し」が行われています。会話内容だけをみると教科書通りの丁寧な対応ですが，実際には患者さんが記載した問診票に目を通していなかったり，患者さんにとってQOLは低下するもののそれほど重大ではない症状（鼻水が止まらない）に対して過剰に寄り添おうとしたりする，医療者のいわば「表面的なかかわり」は，患者さんの気持ちに本当に寄り添っているといえるのか考える必要があります。この場合は「今日はどうされましたか？」と尋ねる代わりに，問診票に書いてある内容を確認したり，次のかかわりでは「これまでどんなお薬を飲んだことがありますか？」と問題解決的にかかわったりするほうが，寄り添ったコミュニケーションといえるでしょう。

　もちろんマニュアルが医療者にとって重要な指針であることは論をまちませんが，それを目の前の患者さんと状況に応じて許容される範囲内でどう臨機応変に適用するかは，医療者の経験や力量に左右されるとい

えます。

マニュアルをベースとしたテーラーメイドなかかわり

　続いて，マニュアルという基本的指針をふまえたうえで行う「テーラーメイドなかかわり」をご紹介します。

　マニュアルに定められた範囲内で，また場合によってはマニュアルの範囲外で目の前の患者さんにフォーカスしたテーラーメイドなかかわりを行うことは，患者さんの症状の複雑性や価値観，ニーズをふまえたかかわりというパーソン・センタードの観点から重要です。とはいえ，どこまで柔軟に運用すべきかは，マニュアルによって幅があります[注]。"適用が厳密に決められたものからフレキシブルなものまで"，マニュアルそのものがさまざまな性質をもつのです[6]。そのため，当該面接の場に適したマニュアルであるかどうかは，十分に検討し選択する必要があるでしょう。

　例えば，心理面接におけるマニュアルに基づいたかかわりとテーラーメイドなかかわりは，理論的枠組みの違いによるものであり，相反するものではありません。またテーラーメイドなかかわりが優れているとも限りません。パニック障害を対象とした心理療法に関する研究では，テーラーメイドなかかわりよりもマニュアルに基づくかかわりで症状が改善されやすいと報告されています[7]。さらにテーラーメイドなかかわりは，医療者がそれまで積んできた臨床経験から受ける影響が大きいと考えられる[8]点にも留意しましょう。

柔軟性を備えたマニュアルをうまく活用する

　冒頭で，心理療法がマニュアル化されたことは"小さな革命"と呼ばれるくらいゲームチェンジャーであったことを紹介しましたが，心理職が

[注]：適用が厳密に決められたマニュアルとして，うつ病や不安症の心理療法に用いられる，統一プロトコルによる認知行動療法[4]が挙げられる。また，フレキシブルなマニュアルとして，子どもの不安やうつをはじめとする問題に用いられる，モジュールアプローチによる心理社会的介入[5]が挙げられる。

実際の臨床でマニュアルに基づくかかわりを行う割合は多くありません。メンタルヘルスケアに携わる心理職では，51.4%はある程度マニュアルを活用していましたが，日常的に活用しているのは7.8%に留まります[9]。心理職の多くが厳密なマニュアルに基づく介入は"融通の利かない介入"と感じており，その遵守率が問題視されています。また心理職を対象とした研究では，マニュアルに柔軟性をもたせることで，心理職の満足度が高くなると報告されています[10]。私たち人間はあまのじゃくで，ルールが厳し過ぎたり，自分の裁量で意思決定できる決定権がなかったりするとルールから逸脱したくなる生き物なのです。

マニュアル遵守の問題は，マニュアルを使用する側だけにその遵守を促すのではなく，マニュアルをつくる側も使う側の気持ちをふまえる必要があるかもしれません。

医療者や心理職がマニュアルやガイドラインから逸脱してテーラーメイドなかかわりを行う際には，"患者さんに合わせる"の名の下に患者さんに不利益を与えないように，倫理的観点を意識する必要があります。

マニュアルに基づくかかわりであれ，テーラーメイドなかかわりであれ，患者さんの特徴に応じたコミュニケーションは不可欠です。また十分なトレーニングを経たパーソン・センタードなかかわりでは，マニュアルに基づくよりもマニュアルなしで行うほうが，患者さんの予後がよいという結果も報告されています[11]。十分なトレーニングを受けた医療者にとって何よりも大切なのは，「患者さんの側に立つ」という視点といえるのかもしれません。

今回のまとめ

- かかわりのマニュアル化は，エビデンス構築などに効果的である。
- マニュアルベースのテーラーメイドなかかわりも有用である。
- マニュアルに柔軟性をもたせることは，遵守率を高める。
- 患者さんを中心に据えたかかわりが，よりよい医療につながる。

患者さんのニーズに合わせた柔軟なかかわりをするためのコツ

大切なのはマニュアルかテーラーメイドか二者択一で考えるのではなく，患者さんの不利益とならないために医療者が必ず守らなければいけないところと調整可能なところの線引きや，優先順位について考えることです。どの程度柔軟に対応するかは，個人だけでなくほかの医療スタッフと足並みを揃えることも重要です。「患者さんのために柔軟に対応したい」という思いは素敵ですが，1人だけ柔軟に対応することによって，そのほかのスタッフが同様の対応を求められる可能性があることも忘れてはいけないでしょう。

参考文献

1) Luborsky L, et al. The use of psychotherapy treatment manuals : A small revolution in psychotherapy research style. Clinical Psychology Review. 1984 ; 4(1) : 5-14.

2) Wilson GT. et al. Manual-based treatments : the clinical application of research findings. Behav Res Ther. 1996 Apr ; 34(4) : 295-314.[PMID : 8871362]

3) Wilson G. Manual-based treatment : Evolution and evaluation. In : Teresa A, et al(eds). Psychological Clinical Science. Taylor & Francis Group, 2007.105-32.

4) デイビッド H・バーロウ，他(著)，伊藤正哉，他(訳). 不安とうつの統一プロトコル―診断を越えた認知行動療法セラピストガイド. 診断と治療社，2012.

5) Bruce F, et al. MATCH-ADTC : Modular Approach to Therapy for Children with Anxiety, Depression, Trauma, or Conduct Problems. PracticeWise, 2009.

6) Dobson KS, et al. The use of treatment manuals in cognitive therapy : experience and issues. J Consult Clin Psychol. 1988 Oct ; 56(5) : 673-80.[PMID : 3057005]

7) Schulte D, et al. Tailor-made versus standardized therapy of phobic patients. Advances in Behaviour Research and Therapy. 1992 ; 14(2) : 67-92.

8) Dudley R, et al. Rate of agreement between clinicians on the content of a cognitive formulation of delusional beliefs : The effect of qualifications and experience. Behav Cogn Psychother. 2010 Mar ; 38(2) : 185-200.[PMID : 20056026]

9) Becker EM, et al. Who's using treatment manuals? A national survey of practicing therapists. Behav Res Ther. 2013 Oct ; 51(10) : 706-10.[PMID : 23973815]

10) Chorpita BF, et al. Balancing effectiveness with responsiveness : Therapist satisfaction across different treatment designs in the Child STEPs randomized effectiveness trial. J Consult Clin Psychol. 2015 Aug ; 83(4) : 709-18.[PMID : 25984802]

11) Hettema J, et al. Motivational interviewing. Annu Rev Clin Psychol. 2005 ; 1 : 91-111.[PMID : 17716083]

column
医療者の身だしなみは何に気を付けるべき?

　医療者の身だしなみの原則は，患者さんや同僚に不快感を与えない清潔感のある身なりです。患者さんによりよい医療を提供できるのであれば，どのような身なりであって関係ないと思われる方もいるかもしれません。しかし医療という私たちの仕事では，患者さんが自分の疾患や治療に関する不安があるなかでも安心して意思決定ができるように，安心な場を提供することが欠かせません。医療者の身だしなみの最終的な評価を下すのは患者さんやそのご家族であり，医療者本位の身だしなみは望ましくないといえるでしょう。自分の服装などが妥当であるかどうかを考える際には，「もし，あなたの大切な人の付き添いで医療機関を受診したときに，あなたの身だしなみと同じ医療者があなたの大切な人の担当となった場合，あなたはどう感じるのか?」と自問してみるとよいかもしれません。医療者の身だしなみは以下の4つの観点から考えるとよいでしょう。

①安全性（感染症・香害対策）

　患者さんと接する医療者が感染源とならないように，爪は短く切って長い髪はまとめる，指輪はしないといった取り組みは感染症対策の点から重要です。また強い香りのする香水や柔軟剤は，不快に感じる患者さんも多いので使用を控えるのが望ましいでしょう。緊急時に患者さんを身体的に支える際などに患者さんを傷つけないよう，ポケットに鋭利なもの（先のとがった文房具など）を入れないようにしましょう。

②機能性

　非常時に備えた身だしなみをしましょう。例えば，靴は災害時などに患者さんを誘導できるように，サンダルやヒールの高い靴は避けて，足を保護して走ることができるスニーカーや革靴のようなものが望ましいでしょう。

③所属機関の規定

　所属する医療機関の規定に則った身だしなみを遵守することは，社会人として忘れてはならない視点です。例えば，医療機関のなかには患者さんに親近感を覚えてもらうために，あえて白衣を着用しない施設もあります。このような医療機関において1人だけ白衣を着用することは，組織としてのビジョンに反するものといえるでしょう。

④医療者個人の尊重

　近年は身体的・精神的ストレスの軽減のために，ダイバーシティを尊重し，社員の服装の自由化やジェンダーレスな制服の採用が一部の企業で始まっています。医療機関においても，患者さんへの不利益とならない範囲で医療者個人の働きやすさが尊重されることは，忘れてはならない視点です。

4 患者さんに対する自己開示はどこまでするべき？

本項では医療者が患者さんとのコミュニケーションで行う自己開示を中心として，「医療者が素の自分をどの程度見せてよいのか」という点について考えていきます。

> **CASE** 糖尿病の治療で月1回定期的に受診している70代女性のAさん。子どもたちは独立して遠方で暮らしており，5年前に夫に先立たれ現在独居中。おしゃべり好きだが，コロナ禍で子どもや孫に会うことも叶わず，医療者との会話のなかで時折寂しさを口にする。

私たち医療者は，会話のなかで患者さんとパーソナルな内容を話すことは珍しくありません。個人の属性や考え，経験などに関する情報の提示を「自己開示」とよびます。1,265人の患者さんに対して実施された研究では，米国のプライマリ・ケア医による診察の15.4%で，医療者の自己開示がみられました[1]。この研究によると，自己開示の多くは患者さんに安心感を与えたり，患者さんの行動を促したり，信頼関係を構築したりするために行われていました。一方，別の研究では，医療者が行う自己開示の85%は臨床的な意味がなく，時には害となるものであったとされています[2]。

3類型を押さえた適切な自己開示を心がける

医療者の自己開示は，さまざまな観点から定義づけられていますが，本項ではこれまでの研究を参考に，「避けられない自己開示」，「意図的な自己開示」，「相手との会話で即時的に得られた情報の自己開示」の3

つに大きく分類し，紹介します(表1-4)[3,4]。これをもとに，**CASE** の会話を考えてみましょう(図1-3)。

　1つ目の"避けられない自己開示"は，医療者の発言❶のうちの「休診に関すること」の開示が該当します。ここで開示される情報は，Web サイトなどで容易にアクセス可能なものです。医療者がこの開示を制限することは可能ですが，これらの開示を過度に制限することは，患者さんが意思決定をする際に知りたい情報が不足するため，患者さんのアクセシビリティを考えると制限のし過ぎは望ましくないでしょう。

　2つ目の"意図的な自己開示"は，医療者の発言❷のうちの「家族がいること」や「年末年始は自宅で過ごすこと」の開示が該当します。医療者に家族がおり，年末年始は家族と過ごすという情報をAさんに伝えることは，会話の流れを切断せずにAさんに親近感を覚えてもらう機能がある一方で，場合によってはAさんの独居の寂しさをいっそう募らせるかもしれません。

　3つ目の"相手との会話で即時的に得られた情報の自己開示"は，医療者の発言❸のうちの「Aさんに会えなくて寂しい」という気持ちの開示が該当します。医療場面だけではなく，日常生活で相手との"今ここで"のかかわりのなかで感じた自分の気持ちや考えを伝えることは，コミュニケーションを円滑にします。医療者の発言❸のような相手との関係性についてのポジティブな言及は，医療者のあたたかみを感じさせますが，場合によっては患者さんに恋愛など過剰な関係性を期待する誤解を生じさせうる点に留意しましょう。

　医療者の発言❹のうち，Bさんが実家暮らしであるという個人情報をAさんに伝えることは，会話の流れを切断しない点では重要です。しかしBさんの許可を取らずに勝手に個人情報を開示することは，医療者間や医療者-患者間のトラブルに発展する可能性があるため，控えるべきです。これは医療者-患者間だけでなく，職場での医療者同士の会話におけるその場にいない医療者の許可がない情報の開示についても同様です。

　このように，医療者の自己開示は患者さんにさまざまな影響を及ぼします。3つの類型を押さえた適切な自己開示を心がけましょう。

表 1-4　医療者の自己開示の 3 類型

自己開示の類型	内容	具体例
避けられない自己開示	患者さんが容易に入手可能な情報に関する開示	Web サイトに掲載された医療者の肩書や略歴，外見，性別，服装，休診情報
意図的な自己開示	医療者自身によるパーソナルな情報に関する開示	医療者の家族構成，趣味，身体的・精神的健康
相手との会話で即時的に得られた情報の自己開示	患者さんと会うなかで生じた医療者の感情に関する開示	医療者-患者関係についての言及

〔Mann B. Doctor self-disclosure in the consultation. J Prim Health Care. 2018 Jun；10(2)：106-9.[PMID：30068464]，Hill CE, et al. Therapist self-disclosure and immediacy：A qualitative meta-analysis. Psychotherapy(Chic). 2018 Dec；55(4)：445-60.[PMID：30335457] から一部抜粋し，作成〕

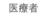
医療者

A さん

❶ では A さん，今日もいつもの薬を処方しておきますね。年末年始の休診を挟んで次回まで 1 か月以上空くので，薬は多めに処方しておきますか？

❶ 余っている薬があるのでいつも通りで大丈夫です。先生は年末年始はどうされるのですか？

❷ 家族と実家に帰る予定でしたが，新型コロナの影響を考えて自宅で過ごすことにしました。

❷ ご両親もきっと先生に会えなくて寂しがっていますよ。私は独り身だから，年末年始は特に寂しく感じます。

❸ 私も 1 か月以上 A さんに会えなくて寂しいですよ。

❸ そう言ってもらえてありがたいです。看護師の B さんも実家には帰らないのですか？

❹ B さんは実家暮らしなのでいつも帰ってますよ。それでは，次にお会いするときにはあけましておめでとうですね。

❹ 1 年はあっという間ですね。今年もお世話になりました。

図 1-3　年末年始を控えた A さんと医療者の会話

インターネット上における自己開示の注意点

　心理療法を受けたことがある患者さんを対象とした研究では，44.5%の患者さんが心理職に関する情報をインターネットで検索したと報告されています[5]。具体的には心理職のこれまでの経歴などの仕事上の情報から，配偶者の有無や趣味などのプライベートな情報まで，Googleなどの検索エンジンやSNSを利用した情報収集が行われていました。さらにこの研究では，ほとんどの患者さんは検索したということを心理職には伝えていないとも報告されています[5]。医療者や心理職は，自分たちに関するさまざまな情報を患者さんがすでに知っていると考えたほうがよいかもしれません。

　またTwitterやFacebookなどのSNSにおける情報発信や，アイコンで使用するイラスト，写真なども広い意味での自己開示といえるでしょう。米カウンセリング協会(American Counseling Association：ACA)では，心理職がSNSを利用する際にプライベート用と仕事用のアカウントを分けて用いることを推奨しています[6]。また，日本でも医療者がSNS関連のトラブルに陥らないためのSNS利用チェックリストが開発されています[7]。医療者や心理職は，SNSの利用に際してネットリテラシーを十分に身につけたうえで情報を発信する必要があります。

議論をよぶ問題について個人の考えをどう開示する?

　社会情勢は医療者の自己開示にどのような影響を与えるのでしょうか？　米国では大統領選期間に心理職が患者さんとの面接で政治の話をする割合は87%に上り，心理職の63%が自分自身の政治観について話すと報告されています[8]。

　一方，性暴力の被害経験から社会の連帯を求める#MeToo運動のように強く感情を揺さぶる問題では，心理職は個人的経験などの自己開示を行う前にその行動が患者さんや職業全体に及ぼす影響を検討することが提案されています[9, 10]。

　個人の自己開示に職業人としての制約がどこまで及ぶのかについての

議論は始まったばかりです。医療者が業務外で自分の気持ちや意思を表明することは制限されるべきでない一方，議論をよぶ問題への考えを個人として開示する際には，医療者個人の気持ちだけでなく患者さんや職業全体に及ぼす影響を考えて，自己開示をするか検討する必要があるでしょう。

＊

　本項では，これまであまり語られることのなかった医療者や心理職の自己開示について紹介しました。自己開示による不利益を考えると，開示を制限する方向になりがちかもしれません。しかし自己開示を過剰に制限すると，"1人の人間"として患者さんに接する観点が抜け落ちてしまいます。

　自己開示をするかしないかではなく，どこまでであれば適切な開示なのかの線引きを，医療者が検討し続ける姿勢が望まれます。

今回のまとめ

- 医療者の自己開示は患者さんにさまざまな影響を及ぼす。
- SNSは患者さんが見ているものと考え，留意して利用する。
- プライベートな発言であっても，医療者・心理職としての立場を十分に考える必要がある。

トラブルとならない自己開示のコツ

- 「ここまでは開示して，ここからは開示しない」という枠組みを前もって考えておくことは重要ですが，相手との関係性のアセスメントも重要です。例えば，患者さんが自分に個人的な興味をもっていると感じる場合には，不適切な関係に発展しないように開示を控えるといった対応が必要です。
- 患者さんからSNS上でフォロー申請があった場合の対応など，判断に迷う場合には自分1人で抱え込まず，同僚や上司に相談してみましょう。

参考文献・URL

1) Beach MC, et al. What do physicians tell patients about themselves? A qualitative analysis of physician self-disclosure. J Gen Intern Med. 2004 Sep；19(9)：911-6.[PMID：15333054]

2) McDaniel SH, et al. Physician self-disclosure in primary care visits：enough about you, what about me? Arch Intern Med. 2007 Jun 25；167(12)：1321-6.[PMID：17592107]

3) Mann B. Doctor self-disclosure in the consultation. J Prim Health Care. 2018 Jun；10(2)：106-9. [PMID：30068464]

4) Hill CE, et al. Therapist self-disclosure and immediacy：A qualitative meta-analysis. Psychotherapy (Chic). 2018 Dec；55(4)：445-60.[PMID：30335457]

5) Eichenberg C, et al. Do Patients Look Up Their Therapists Online? An Exploratory Study Among Patients in Psychotherapy. JMIR Ment Health. 2016 May 26；3(2)：e22.[PMID：27230433]

6) Association, AC. 2014 ACA Code of Ethics. 2014. (https://www.counseling.org/resources/aca-code-of-ethics.pdf)

7) 諸井陽子, 他. モラルハザード事例調査に基づく医療系学生と医療人のためのソーシャルメディア利用チェックリストの開発. 医教育. 2020；51(4)：401-4.

8) Solomonov N, et al. Conducting psychotherapy in the Trump era：Therapists' perspectives on political self-disclosure, the therapeutic alliance, and politics in the therapy room. J Clin Psychol. 2019 Sep；75 (9)：1508-18.[PMID：31132301]

9) Haeny AM, et al. Ethical Considerations for Psychologists Taking a Public Stance on Controversial Issues： The Balance Between Personal and Professional Life. Ethics Behav. 2014 Jul 1；24(4)：265-78. [PMID：25342876]

10) Natwick J. #MeToo：The ethics of counselor self-disclosure. Counseling Today, 2018 Feb, 16-7. (https://www.counseling.org/docs/default-source/ethics/ethics-columns/ethics_february_2018_metoo. pdf?sfvrsn=b625522c_4)

※　文献中の URL には，以下の QR コードからアクセスできます(2023 年 7 月 1 日最終確認)

文献 6)　　　　　　　　文献 10)

5 医学的に益が低い状況に どう対応するか

　患者さんの意思や症状，治療の困難さを考慮しつつ，限られた診療時間などの枠組みで医療を提供することが医療者には求められます。本項では，WDYDWYDKWTD（What Do You Do When You Don't Know What To Do：何をしたらいいかわからないときに何をするか？）という不確実性の高い状況[1]において，医療者が患者さんと円滑にコミュニケーションを行う方法について述べます。そのうえで，医学的な見解から患者さんや医療者が支払うコストに比べて，きわめて益が少ないと考えられる治療を患者さんが希望する場合などの医療者の対応について考えます。

> **CASE**　入院中の 73 歳女性 A さんは足の骨折治療が奏効し，予後も良好である。退院日も無事に決まった。しかし，どうやら退院して帰宅するのを望んでいない様子だ。夫は 5 年前に他界し，2 人の子どもは独立して遠方に住んでいるため，家に帰っても 1 人なのが気が進まない原因のようである。A さんも「家よりも病院のほうが看護師や同じ境遇の患者さんが周りにいるため勇気づけられ，退院したくない」と話す。けれども退院しても医学的に問題がない状態の A さんをいつまでも入院させるわけにもいかず，看護師の B さんは困ってしまった（図 1-4）。

診療行為における医学的無益性をどう考えるのか？

　医療者が「医学的に無益」と判断するのは容易ではなく，医療資源の配分や倫理的な観点などから解を求めることが望まれます。医療者にとっては当該診療行為による患者さんの利益が少ないと考えられる状況で，

Aさん　　　　　　　　　　　　　　　　　　　　　　　　看護師
　　　　　　　　　　　　　　　　　　　　　　　　　　　Bさん

どうしても退院しなくてはならないのでしょうか。
私，まだ本調子ではないようなのですが……。

主治医の先生は，外来での通院で大丈夫と仰って
いましたよ。

でも，家に帰っても1人なんです。病院にいたほう
が周りに患者さんがいて，勇気づけられるんです。

もう足の調子もよいようですし……。

私，家に帰って1人だと何をしてしまうか……。
主治医の先生に私の退院はまだ早いって伝えてく
れませんか？　お願いします。

図 1-4　看護師の B さんに入院継続を希望する患者 A さん
A さんは入院継続希望であるものの，これ以上の入院は A さんにとって益が低い状況である。

患者さんや家族が医療者に治療行為を求める状況は，多くの医療者が悩
ましいと考える状況でしょう。患者さんにとって無益な診療行為を指す
「医学的無益性」は，臨床倫理学の重要な概念です。これは医療行為の目
的，医学的判断と価値判断，インフォームド・コンセントにおける情報
開示などに深くかかわり[2]，表 1-5 のように 5 つに分類されています[3]。
　医学的無益性を考慮する際に留意する点は，コストに比して医学的な
益が少ない診療行為を望む患者さんや家族の背後にある気持ちです。例
えば生命維持が困難な状況で，患者さんの家族が医療者に「可能な限り
の治療をしてほしい」と訴える背景には，患者さんを大切に思う家族の
感情があります。このような状況では，患者さんの尊厳と快適さを保証
することが医療者の職業的義務と考えられています[4]。
　患者さんの生死に深く関連する状況において，医学的無益性のみに
フォーカスして治療の差し控え・中止を選択するのは，倫理的な問題が
生じます[3,5]。コロナ禍では人工呼吸器や病床の不足など医療資源が制
限されたなかでの対応を検討しなければならない施設もありました。こ
うしたときの対応として，治療の差し控え・中止については，複数の学
会と厚生労働科学研究費補助金(厚生労働省による研究費)の研究班が合同
で提言をしています[6]。提言では，①判断が個人ではなくチームでの議

表1-5 **医学的無益性に関する 5 つの分類**

種類	内容
生理学的無益性	治療がもたらす生理学的効果に基づく
質的無益性	QOL の向上など全身的利益の有無に基づく
量的無益性	治療が奏効する可能性の統計的予測に基づく
経済的無益性	費用対効果に基づく
差し迫った死による無益性	生命予後の診断に基づく

〔森禎徳. 医学的無益性と障害新生児. 生命倫理. 2016；26(1)：81-9 をもとに作成〕

論を経てなされること，②医学的適切性・妥当性や患者の意思，公正性を考慮すること，③家族らの合意を得るように努めること，④差し控え・中止の場合にも緩和ケアを含めた適切なケアが提供されること，⑤方針決定の過程と医療行為の内容を診療関係記録に残すことなどが示されています。治療の差し控え・中止を医療者個人で判断しないように強調されており，日々の診療でも参考になる提言となっています。

笑いやユーモアがコミュニケーションに果たす役割

　医療的なかかわりにおいて，医療者の誠実さは欠かすことのできないものです。とはいえ円滑な医療コミュニケーションを図るには，誠実さだけでなく，時には適度な笑いやユーモアも大切です。患者さんからのクレームがあったプライマリ・ケア医となかったプライマリ・ケア医を比較した研究では，主訴の聴取や診察についての丁寧な説明，診察時間の長さに加え，笑いやユーモアの多さがクレームの数の抑制に関連すると報告されています[7]。また禁煙を訴える広告に関するキャンペーンでは，ユーモアのあるメッセージはそうでないものと比べて長く視線がとどまり，ネガティブな気持ちを低減させると示されています[8]。
　一方，ユーモアは時に情報の信頼性を損なうことがあります。予防接種に関する科学的な根拠を伝えるヘルスコミュニケーションの研究では，ユーモラスな文章と中立的な文章で読み手にもたらす影響は変わらず，中立な文章のほうが信頼性は高かったと報告されています[9]。同様

に，臓器提供に関する情報提供も，ユーモアがないほうが有益な結果をもたらしたと報告されています[10]。日本でも2019年にお笑い芸人を起用して作成した「人生会議」の啓発ポスターが話題をよび，賛否が分かれたのは記憶に新しいところです。単に笑いやユーモアを取り入れるのではなく，情報の受け手がどう感じるかを意識するのが大切です。

患者さんが望む医療をともに探る

それでは CASE をみてみましょう。Ａさんは帰宅しても一人ぼっちであり，看護師や患者さんが周りにいる病院のほうが勇気づけられると話しています。医学的無益性の観点では，Ａさんの入院を延長することで周りの患者さんに勇気づけられる，QOLが高まるなど質的な利益があるようにみえます。しかしそのほかの利益は低く，生理学的無益性，量的無益性，経済的無益性の3つの医学的無益性を満たすといえます。このような臨床倫理的側面が強いと思われる状況において参照する情報の1つに，厚生労働省が発出している通知(応招義務をはじめとした診察治療の求めに対する適切な対応の在り方等について)があります[11]。これによると，医学的に入院の継続が必要ない場合には，通院治療などで対応すればよいとされており，退院を促すことは法的には問題がありません。Ａさんには医学的に入院の継続の必要がないと主治医が判断しており，Ａさんに退院してもらうように促すのは問題なさそうです。

しかし，よりよい医療を考えるうえでもう1つ重要な視点は，帰宅したくないと強く訴えるＡさんの背後にどのような気持ちがあるのかを理解することです。多くの医療者は，自分は患者さんの好みを正しく理解したうえで治療をしていると考えがちですが，患者さんの好みを誤って理解して治療を進めてしまうことは選好の誤診(Preference misdiagnosis)とよばれており，隠れた誤診の1つです[12]。一見患者さんが納得していると感じるものであっても，患者さんが意思決定するうえで重要な要素となる考えや価値観，感情を推論することが，選好の誤診を防ぐためには重要です。例えばＡさんの場合，入院を希望する背景の1つには，退院後に家で1人になる寂しさが挙げられるでしょう。このような状況

では入院か退院かといった判断ではなく，医療を求める思いを満たす代替案(寂しさを解消させるもの)を提示して実現の道をともに探る姿勢が有効かもしれません。

例えば退院と同時に訪問看護や福祉サービスを開始させると，Aさんが入院に求めるニーズを満たすことができるかもしれません。WDY-DWYDKWTD という不確実性の高い状況では，わかりやすい正解はないことがほとんどですが，患者さんのためにできることを模索していきましょう。

今回のまとめ

- 患者さんやその家族からの強い訴えは，背後にある感情に配慮した支援が必要である。
- 治療の差し控え・中止を医療者個人で判断することは控える。
- 不確実性の高い状況では，医療者は患者さんが望む医療をともに探ることも大切である。

不確実な状況での医療者の対応のコツ

患者さんの疾患に関する情報収集だけでなく，患者さんを取り巻く環境や患者さんの考えや感情，価値観といった観点からも情報収集しましょう。また患者さんの多くは医療者に確実性(病院を受診すると，必ず疾患の原因が突きとめられる)を求める一方，私たち医療者はそれに必ず答えられるものを持ち合わせていないことは珍しくありません。このような患者さんと医療者の認識のずれを念頭におき，患者さんを過度に不安にさせない範囲で不確実な状況そのものを患者さんと共有しながら意思決定を進めていくことも，面接をうまく行うための方法の１つです。

参考文献・URL
1) Avril Danczak, 他(著), 朴　大昊, 他(監訳). 医療における不確実性をマッピングする. カイ書林, 2021.

2) 浅井　篤, 他. 臨床倫理学教育―枠組みと内容に関する考察. 医教育. 1999；30（2）：109-12.

3) 森　禎徳. 医学的無益性と障害新生児. 生命倫理. 2016；26（1）：81-9.

4) Jecker NS, et al. When families request that 'everything possible' be done. J Med Philos. 1995 Apr；20（2）：145-63.［PMID：7543552］

5) Winkler EC, et al. Evaluating a patient's request for life-prolonging treatment：an ethical framework. J Med Ethics. 2012 Nov；38（11）：647-51.［PMID：22692859］

6) 澤村匡史, 他. 新型コロナウイルス感染症（coronavirus disease 2019, COVID-19）流行に際しての医療資源配分の観点からの治療の差し控え・中止についての提言. 日集中医誌. 2020；27（6）：509-10.

7) Levinson W, et al. Physician-patient communication. The relationship with malpractice claims among primary care physicians and surgeons. JAMA. 1997 Feb 19；277（7）：553-9.［PMID：9032162］

8) Brigaud E, et al. Your Eyes Do Not Lie！Dissecting Humor Effects in Health Messages Using Eye Tracker Technology. Front Public Health. 2021 May 25；9：653584.［PMID：34136451］

9) Fischer F, et al. Humor and Fear-Two Sides of the Same Coin？：Experimental Evidence on Humor Appeals in Health Communication Related to Childhood Vaccination. Front Public Health. 2021 Apr 27；9：649507.［PMID：33987162］

10) Baumeister R, et al. Effects of Humor in Health Communication：Experimental Evidence for Video Sequences Aiming to Increase the Willingness to Donate Organs. Front Public Health. 2021 Jun 24；9：651736.［PMID：34249832］

11) 厚生労働省医政局長. 応招義務をはじめとした診察治療の求めに対する適切な対応の在り方等について. 医政発 1225 第 4 号. 2019.
（https://www.mhlw.go.jp/content/10800000/000581246.pdf）

12) Mulley AG, et al. Stop the silent misdiagnosis：patients' preferences matter. BMJ. 2012 Nov 8；345：e6572.［PMID：23137819］

※　文献中の URL には, 以下の QR コードからアクセスできます（2023 年 7 月 1 日最終確認）

文献 11)

6 患者さんとのかかわりを記録に残す

　患者さんやその関係者と接するなかで知りえた患者さんの身体・精神的状況や症状，治療などといったさまざまな情報を医療者がカルテに記載することは，医療者間の情報共有を円滑にし，よりよい医療を提供するうえで欠かせません。本項では，診療記録などの残し方，カルテを記載する際に気を付けるポイントについて紹介します。

> **CASE**　医療事務のAさんは昨日受診した患者Bさんから薬の副作用に関する電話での問い合わせを受けた。Aさんは薬の服用でつらいBさんの気持ちに寄り添った電話応対を心がけ，午後に電話をかけ直してもらうように伝えたものの，急ぎの仕事が入った関係でカルテへの記載や同僚への申し送りを忘れてしまった。午後，Bさんからの電話に出た医療事務のCさんがカルテを調べたところ，Bさんの記載がないことが判明した(図1-5)。

カルテ記載の基本とは？

　カルテ記載や保存の基本的なルールとして，①真正性(データの改ざんや消去を防止し，作成した責任者を明らかにすること)，②見読性(第三者が読めるように記載すること)，③保存性(法令が定める期間は保管すること)があります。紙カルテに記録を残す際には鉛筆やシャープペンシル，消えるボールペンなどの消すことができる筆記具ではなく，黒ボールペンなどで情報と記載者名を残しましょう。また一度記載したカルテ情報を訂正する場合は修正液などを用いるのではなく，二重線を引いてその近くに正しい文字を記入することが一般的です。訂正にあたっては，訂正をすること

B さん

医療事務
A さん

昨日診察をしてもらったんですけど，お茶を飲んだら吐き気が出てきてしんどくて……。この薬，やめても大丈夫ですか？

それはおつらいですね。お名前とお電話番号を教えていただけますか？

私は B と申します。電話番号は 080-△△△△-□□□□です。いつも D 先生に診てもらっています。

D 先生は午後から出勤のため午後にもう一度お電話をいただけますでしょうか？

わかりました。13 時頃にお電話します。

よろしくお願いします。
（忙しいから後でカルテに書こう。D 先生が来たら口頭で申し送りもしないと……）

〈ほかの急ぎの仕事が入って，カルテ記載も申し送りも忘れてしまい……〉

さきほどお薬の件でお電話した B ですが，D 先生をお願いできますか？

医療事務
C さん

D 先生ですね。どういったご用件でしょうか？

薬の副作用がつらいって午前中に電話したら，午後に電話をくださいと言われたんですけど……。

そうでしたか，失礼いたしました。カルテをお調べするのでフルネームとお電話番号を頂戴できますか？

私は B と申します。電話番号は 080-△△△△-□□□□です。

ありがとうございます。お調べいたします。
（あれ，カルテを調べても出てこない……）

図 1-5　患者さんからの電話を受けた医療事務の A さんと C さんの対応

で文章の意味が変わる場合や同意文書などの訂正は，その近くに日付，時刻や記載者のサインを明記することが丁寧なやり方です（図 1-6）。

電子カルテで記録を残す場合，下書き状態であれば通常の文章管理ソ

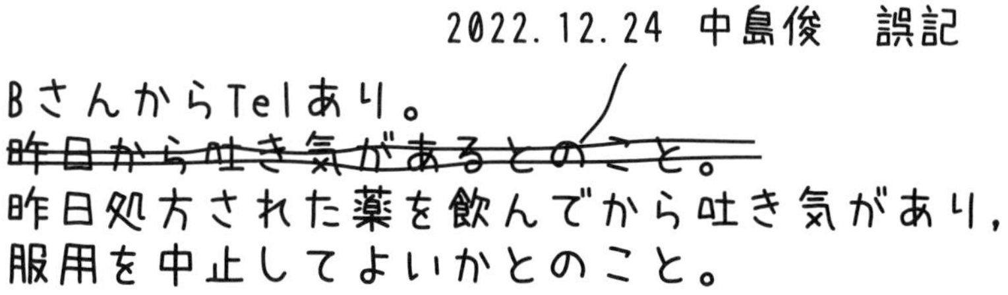

2022.12.24 中島俊 誤記

Bさんから Tel あり。

~~昨日から吐き気があるとのこと。~~

昨日処方された薬を飲んでから吐き気があり，
服用を中止してよいかとのこと。

図 1-6　紙カルテの訂正例

フトのように何度も修正可能ですが，一度，診療記録などの記録の確定ボタンが押された後は，修正する場合には修正記録が必ず残る状態になります。電子カルテの記載は紙カルテと違い，筆跡などがわからず，また記載者のサインもないため，電子カルテにログインをするための ID がいわば責任の所在になります。そのため，電子カルテにログインするための ID は貸し借りしないようにしましょう。

　また以前はカルテに記載される内容は，患者さんにとってはブラックボックスのようなものでした。しかし昨今はよりよい医療のために，当事者からカルテの開示が求められた場合，私たち医療者は積極的にそれに応じた開示をすることが求められています[1]。カルテに記載された内容は医療者だけでなく，当事者のものでもあるという視点を忘れてはいけません。

コミュニケーションとしてのカルテ記載

　カルテには，院内での患者さんとのかかわりだけでなく，患者さんから電話で問い合わせを受けた際には，電話があった旨やその内容なども記載します。 CASE では B さんから薬の副作用について問い合わせがあったにもかかわらず，医療事務の A さんがカルテ記載を失念してしまった結果，同僚の C さんは困った事態に陥ってしまいます。 CASE では C さんが困ったところで話が終わっていますが，その後の展開として，B さんの医療者側への不信感などが C さんに向けられることは容易に想像できます。

いくら電話で患者さんに寄り添った応対をしたところで，その情報の共有が同僚になされていない場合には，患者さんは医療者側への不信感を募らせる結果になってしまいます。カルテ記載は同僚との非同期型のコミュニケーションの1つであり，同僚の負担を減らすという観点からも忘れないようにしましょう。

　医療者が得た情報をカルテに記載することは，患者さんにとってよりよい医療を提供したり同僚とのコミュニケーション・トラブルを防いだりするだけでなく，患者さんからのクレームや訴訟リスクを下げるうえでも重要です[2]。カルテに必要な記載がなされているか否かが訴訟の命運を分けるといわれており[3]，漏れなくカルテに記載をする習慣を身につけましょう。

カルテの記載法

　カルテの記載法は大きく，①第三者がわかるよう「5W1H」(いつ，どこで，誰が，何を，なぜ，どのようにを明確にする)に基づく記載法と，②特定の問題にフォーカスした問題志向システム(Problem Oriented System：POS)に基づく記載法に分けられます。① 5W1H に基づく記載は，特定の状況における医療者-患者間のかかわりや時系列に沿った詳細な情報の記載に適しており，具体的には，医療事故発生時の記録にはこの形式が採用されます。また臨床実習などでの実習記録も記載者の"体験"が中心であるため，この形式による記載が多くみられます。

　これに対して，② POS に基づく記載は医療者と患者さんのかかわりや考えを時系列で記載するのではなく，患者さんの困りごとにフォーカスして論理的な考えを展開していく記録法です。POS の代表的な形式として，多くの電子カルテが採用している「SOAP(Subject data, Object data, Assessment, Plan)」があります。S は主観的データであり，患者さんやその関係者が話した内容が該当します。O は客観的データであり，患者さんやその関係者が話した情報ではなく，医療機関で行った検査データや医療者の観察によって得られた患者さんに関する情報が該当します。A はアセスメントで，S と O からどのような見立てが考えられるかを記

表 1-6　CASE におけるカルテの記載法

5W1H に基づく記載	10：05 に患者さんから Tel あり。昨日処方された薬を飲んだところ，吐き気がみられ，服用を中止してよいか心配なので昨日診察した D 先生に確認したいとのこと。今朝も薬は服用している。D 先生が本日午後出勤する旨を患者さんにお伝えし，あらためて本日午後連絡をいただくようにお伝えした。
SOAP に基づく記載	S：昨日処方された薬を服用してから吐き気があるのですが，服用を中止してよいですか？　今朝も薬は服用しています。 O：10：05 に上記内容の Tel あり。不安げな声だった。 A：薬の影響による副作用の可能性が高い。 P：昨日診療をした D 先生がいる本日午後にあらためて Tel していただくようにお伝えした。

5W1H に基づく記載は電話を受けてからの時系列で記録を残すことができる利点がある。一方，SOAP に基づく記載は吐き気の改善に焦点を絞った記載となる。

載します。P は計画であり，A の結果，どうしていくのかを記載します。SOAP は書き方に慣れが必要ですが，根拠をもった医療の実践には欠かせません。SOAP には医療機関や科ごと，職種ごとのローカルルールが多く存在するため，前もってローカルルールを確認して勤務・実習先の医療機関の形式に則って記載することも，共通言語として大切です。記載法について，特定の職種に特化した書籍も多く出版されています〔医師については文献 4)，看護師については文献 5)，理学療法士・作業療法士については文献 6)を参照〕。

　例えば CASE を上記 2 つのフォーマットで記載すると，表 1-6 のようになります。

医療上，必要のあるカルテのみ閲覧しよう

　カルテは紙媒体から電子化が進み，医療者側が患者さんの情報にアクセスしやすくなりました。一方，その容易さから，医療者が興味本位で本来閲覧する必要のない方のカルテを不正に閲覧する事案が発生しています。過去には自分が勤務する医療機関を有名人が受診していることを知った医療関係者が，その有名人の情報を電子カルテで不正に閲覧していたことが社会問題化しました。電子カルテはその特徴上，誰がいつカルテを閲覧したかの記録が残ります。正当な理由がなくカルテを閲覧する

ことは, 就業規則違反に該当する可能性があり, 控えましょう。

今回のまとめ

- カルテは患者さんも閲覧する可能性もあることを念頭におき, 丁寧に記録を残そう。
- 忙しい状況でもカルテ記載は必ず行おう。
- 自分の個人的な興味本位でカルテを閲覧することは絶対にやめよう。

コミュニケーションとしてのカルテの記載法のコツ

慣れないうちはついつい不安でカルテに記載する内容が多くなりがちです。情報量の多いカルテ記載は助かる面も多い一方, 忙しい医療者にとって長過ぎるカルテへの記録を読むことは, それだけでも業務の増加につながります。必要な情報が記載されていないことはさまざまなリスクになるため気をつける必要がありますが, コンパクトにまとまっていてかつわかりやすいカルテを記載する医療者の記録をみかけたら, その人の記録が"なぜコンパクトなのにわかりやすいのか"の理由を考え, それを自分のカルテ記載に取り入れてみましょう。

参考文献・URL
1）日本医師会. 診療情報の提供に関する指針（第 2 版）. 2022.
　　（https://www.med.or.jp/doctor/rinri/i_rinri/000318.html）
2）吉村長久, 他（編）. トラブルを未然に防ぐカルテの書き方. 医学書院, 2022.
3）岩井　完. 医療訴訟の現状と医事紛争を防ぐために留意すべきこと. 内分泌甲状腺外会誌. 2016；33（1）：2-6.
4）佐藤健太.「型」が身につくカルテの書き方. 医学書院, 2015.
5）大口祐矢. 看護の現場ですぐに役立つ看護記録の書き方. 秀和システム, 2015.
6）Ginge Kettenbach（著）, 柳澤　健（監訳）, 竹井　仁, 他（共訳）. 理学療法・作業療法の SOAP ノートマニュアル―問題志向型診療記録の書き方. 第 2 版. 協同医書出版社, 2000.

※　文献中の URL には, 以下の QR コードからアクセスできます（2023 年 7 月 1 日最終確認）

文献 1）

column

患者様？　患者さん？

　本書を読まれている皆さんは，医療機関を受診した方をどのように呼んでいますか？　所属する医療機関の規則に則り，〇〇様または〇〇さん，受付番号，ID番号などでしょうか。

　1990年後半から"医療はサービス"という認識のもと，「患者様」という呼称が市民権を得ました。しかしその後，院内で医療スタッフへの暴言・暴力・迷惑行為が多発した要因の1つとして，「患者様」と呼ぶことが一部の人に過剰な「お客様意識」を助長させていると考えられるようになりました[1]。そのため，「患者様」から「患者さん」に呼び方を戻す動きが広まっています[2]。

　日本以外に目を向けると，上記と同時期に欧・米・豪ではPatient（ペイシェント）と呼ぶか，Client（クライエント）と呼ぶかの論争がなされました。現在では，疾病に罹患している人を強調する場合の表現が「ペイシェント」，サービスを求める消費者を強調する場合の表現が「クライエント」とされています[3]。

　2019年に行われた，医療者側からみた受診者の呼称の好みに関する系統的レビューでは，抽出された33件の論文のなかで27件がペイシェント（患者），4件がクライエントという呼称を用いていることが示されています。このような結果から，一般臨床や研究の文脈ではペイシェント（患者）という表現が適切であると結論づけています[4]。また，この研究においてクライエントと呼称している研究は，メンタルヘルス領域のものでした。メンタルヘルスの領域では疾病の有無に限らない支援を行うことから，クライエントという表現が好まれる傾向にあります。

◆ どうしてそう呼ぶのか？　について考えよう

　2019年にAmericans with Disabilities Act（ADA）National Networkによって，障害のある方について記述するときのガイドラインが作成されています[5]。これによると，「患者」という表現は医療者との

関係性においてのみ使用される表現であり，障害＝病気ではないことや，障害のある人＝患者ではないことが強調されています。また，同ガイドラインでは障害の存在よりも，アクセシビリティのニーズがあることを強調した言葉，例えば「障害者トイレ」ではなく「アクセシブルなトイレ」という表現を用いることが推奨されています。ガイドラインで推奨される呼び方というと，ついつい「その用語に置き換えればいいのか！」と思ってしまいがちです。しかし，その用語が用いられる背景を理解することが，私たちが無意識に誰かを傷つけない支援を行うために必要といえるでしょう。

　患者さんに対してどのような呼称を用いるか検討する際には，状況をふまえて呼び方を変える柔軟性も欠かせません。筆者は患者さんだけではなく第三者がいる状況，例えば待合室などでは個人が特定されないように受付番号などでお呼びしています。一方，患者さんと2人，または患者さんの名前をすでに知っている第三者がそこにいる状況では，目の前の人と向き合うという姿勢から「苗字＋さん」で呼ぶようにしています。

　どのような呼称が望ましいかは今後議論の余地が大いにありますが，状況によって呼称を選択することが大切なのかもしれません。

参考文献・URL
1）深津俊明．気になる言葉「患者様」．Mod Media. 2007；53（5）.
　（https://www.eiken.co.jp/modern_media/backnumber/miscellaneous/566/）
2）杉浦美佐子，他．医療と情報．日赤看会誌．2008；8（1）：171-80.
3）スリングスビー B. T. . Patient or client ？　週刊医学界新聞．2004.
　（https://www.igaku-shoin.co.jp/paper/archive/old/old_article/n2004dir/n2608dir/n2608_04.htm）
4）Costa DSJ, et al. Patient, client, consumer, survivor or other alternatives? A scoping review of preferred terms for labelling individuals who access healthcare across settings. BMJ Open. 2019 Mar 7；9（3）：e025166.［PMID：30850410］
5）ADA National Network. Guidelines for Writing About People With Disabilities.
　（https://adata.org/factsheet/ADANN-writing）

※　文献中のURLには，以下のQRコードからアクセスできます（2023年7月1日最終確認）

文献1)　　　　　　　　文献3)　　　　　　　　文献5)

第 **2** 章

コミュニケーションの基本的なスキル

1 面接やかかわり方の構成を考える：患者さんのやる気を引き出す4つのかかわり

　医療者の善意やよかれと思って行う振る舞いが，かえって患者さんのやる気を削ぎ，行動変容への障壁となることは珍しくありません。本項では，医療者が患者さんと衝突せずに面接を進めるコツについて，以下の CASE を通して考えます。

> CASE 36歳女性のAさん。妊娠が発覚したため，パートナーとともに禁煙外来を受診した。18歳から喫煙を開始し，当時から現在まで1日15〜20本程度を吸っている。禁煙補助薬であるニコチンガムを試したものの口に合わず，2日間使用して自己判断で使用を中止した。現在は紙巻きタバコから加熱式タバコに変更しようと考えている。

患者さんの行動変容を妨げる「余計なひと言」

　患者さんのやる気を失わせる医療者のかかわりの1つに，「間違い指摘反射」があります。これは医療者が患者さんを健康に導きたいという思いから，患者さんが間違った道を進んでいると，それを指摘して正しい方向に向けようとするかかわりです[1]。間違い指摘反射自体は医療者として行いがちなものであり，これに加えて1-1(p.2)で扱った「罠」にはまったかかわりになると，患者さんは医療者が自分の理解者ではないと感じて拒否的になる可能性があります。例えば CASE で，「加熱式タバコでも胎児に影響が出るリスクがある」と医療者が患者さんの考えを頭ごなしに否定することは，間違い指摘反射に該当します。このような場合には，加熱式タバコに変更しようとする患者さんの「現状を変えたい

表 2-1　医療者が避けるべきロードブロック

種類	CASE での具体的な表現
直面化	このままでは胎児に影響が出るとわかっていても喫煙を続けるのですね。
指示	もっとあなたや家族のことを大切にしなさい。
注意	そろそろ禁煙しないと後悔するかもしれません。
否定や批判	ニコチンガムは口に合わなくとも，続けないと意味がありません。
同情	私も昔は喫煙者だったので，あなたの気持ちは痛いほどわかります。
許可のない助言や提案	貼るタイプのニコチンパッチを試してみるのはどうでしょう。
許可のない懸念の表明	このままの状態がずっと続くのではないかと心配です。

同情は共感と似ているが，共感が相手の立場に立った表現であるのに対し，同情は相手の感情を自分がどのように感じているかを表明するという違いがある。助言や提案，懸念の表明については，患者さんが情報提供を希望する場合や，患者さんから許可を得たうえで行うことにより，ロードブロックを避けられる。

という思い」を認めたうえで，状況をみて加熱式タバコのリスクに関する情報提供をするのがよいでしょう。

　間違い指摘反射をはじめとする医療者の「余計なひと言」が，患者さんの進む道に置かれた邪魔な石として機能し，患者さんの変化を妨げてしまいます。このようなかかわりを「ロードブロック(進むべき道に置かれた邪魔な石)」とよびます[2]。 CASE では，表 2-1 に記載するかかわりが代表的なロードブロックとして挙げられます。このようなかかわりは，患者さんの行動変容を妨げるものと考えられています[3]。

OARS を用いて患者さん中心のかかわりを心がける

　医療者がロードブロッカーにならないためには，患者さん中心のかかわりである「OARS(オールズ)」を用いることが重要です。OARS は，開かれた質問(Open questions)，是認(Affirmation)，聞き返し(Reflection)，要約(Summary)の頭文字をとったものです。

1)開かれた質問(Open questions)

　回答が「はい」「いいえ」で可能な質問を閉じた質問とよびます。一方，

回答が「はい」「いいえ」に限定されない質問を開かれた質問とよびます。詳細は次項(p.45)で紹介しますが，患者さんとの面接のなかでは，患者さんの自由な発言を引き出しやすい開かれた質問を，閉じた質問より多く行うことが推奨されています[1]。

2)是認(Affirmation)

「すごいですね」「頑張っていますね」などの漠然とした褒め言葉ではなく，患者さんの強みや本人のスキル，前向きに行動しようとする心がけ，具体的な行動といったポジティブな面を強調するかかわりを是認とよびます[1]。是認には患者さんとの関係性を育む作用もあります。行動変容を抑制するネガティブな発言(維持トーク)を減らして，行動変容につながるポジティブな発言(チェンジ・トーク)を引き出しやすくなります[4]。

もし，あなたが面接のなかで患者さんにポジティブな面がないと感じる場合は，患者さんに対する変化への期待が高過ぎるのかもしれません。例えば CASE では，ニコチンガムが2日間しか続かなかったというネガティブな面に注目するのではなく，「ニコチンガムが口に合わないと仰るなかでも，1日でやめず翌日も試されたのは，お子さんのことを本当に大切に感じているのですね」など行動変容の源に注目することがポイントです。

3)聞き返し(Reflection)

医療者の発言のうち，患者さんが発言した内容を返すものを聞き返しとよびます[1]。聞き返しは，医療者が患者さんの発言の裏にある意味を推論したうえで，①患者さんを理解していると伝えること，②医療者の推論が正しいか確認することを目的としています。②だけであれば，閉じた質問であれ開かれた質問であれ，「質問」で十分です。しかし①の意図を含む聞き返しは，質問よりも受け手の発言が促されやすいと考えられており[1]，①を目的とした聞き返しが推奨されています。

聞き返しには，オウム返しで患者さんの発言についての明白な意味を反映させる「単純な聞き返し」と，これまで語られていない患者さんの思いや価値についての暗黙の意味を反映させる「複雑な聞き返し」の2種類

禁煙したいと思っているんですが，
ついつい吸ってしまって……。

A：オウム返し
ついつい吸ってしまうので
すね。

B：両価性を含む聞き返し
禁煙しようと思う一方で，喫煙した
くなる自分もいるのですね。

C：増幅した聞き返し
禁煙しなくてもよいかなと
思っているのですね。

D：リフレーミング
今はまだ禁煙するタイミングでは
ないとも感じていらっしゃる。

図 2-1　聞き返しのバリエーション

A：患者さんの発言をそのまま繰り返す。B：患者さんの変わろうとする思いと，今のままでいようとする思いの両方の価値を含むように聞き返す。C：患者さんの発言をより強調して聞き返す。D：患者さんが自身の発言から異なる解釈を導けるように聞き返す。

があります。複雑な聞き返しには，患者さんの話したことに意味を加えたり，強調したりするといったバリエーションがあります。例えば **CASE** では，図2-1のような聞き返しのバリエーションが考えられます。聞き返しが患者さんの気持ちにどの程度寄り添えているかは，文脈に大きく依存します。図中の「C：増幅した聞き返し」や「D：リフレーミング」の場合，文脈を間違えると患者さんの気分を害することが容易に予想できます。

　OARSでは聞き返しを最も多く使用することや，質問と聞き返しの割合を1：2にすること，聞き返しにおける複雑な聞き返しの割合を半分以上にすることが推奨されています[5]。

　聞き返しは共感的なコミュニケーションの中核をなすもので，p.53でより詳しく紹介します。

4）要約（Summary）

　聞き返しのうち，先行する2つ以上の患者さんの発言をまとめるものを要約とよびます[1]。患者さんの視点を理解して意思決定を支援できるように，患者さんの言葉をできる限りそのまま用いて共感的に返すことがポイントです。要約された患者さんの発言は，意味がストレートに伝

わる傾向があります。そのため，行動変容を促す場合には変化への動機づけにつながるポジティブな話題を要約することも大切です。

＊

患者さんとのかかわり方は，今回ご紹介した OARS 以外にも，「中立的な発言(例：今日もいい天気ですね)」など，多くのレパートリーがあります。とはいえ，変化への動機づけを高める面接の実践において，OARSは定評のあるかかわりとされています[3]。このことからも，OARS に則って自分の面接を振り返ることは，患者さんとのよりよいかかわりをめざすうえで役立つといえるでしょう。

今回のまとめ

- 医療者のロードブロックは，患者さんのやる気を削いでしまうので極力避ける。
- 医療者は OARS を用いて，患者さんの行動変容を妨げないように心がける。

患者さんのやる気を引き出すためのかかわり方のコツ

- 患者さんのやる気を引き出そうとする前に，自分が患者さんのやる気を削ぐかかわりをしていないかモニタリングしましょう。
- OARS に慣れないうちは，面接のなかのここぞというタイミングで特定のスキルを使ってみたり，いつもうまくいかない状況で意識して使ってみたりして，普段のかかわりと違った結果になるのか比べてみましょう。

参考文献
1) ウイリアム・R・ミラー，他(著)，原井宏明(監訳). 動機づけ面接. 第 3 版. 上. 星和書店, 2019.
2) Miller WR, et al. The Helpful Responses Questionnaire：a procedure for measuring therapeutic empathy. J Clin Psychol. 1991 May；47(3)：444-8.[PMID：2066417]
3) Lundahl B, et al. Motivational interviewing adherence tools：A scoping review investigating content validity. Patient Educ Couns. 2019 Dec；102(12)：2145-55.[PMID：31514978]
4) Apodaca TR, et al. Which Individual Therapist Behaviors Elicit Client Change Talk and Sustain Talk in Motivational Interviewing? J Subst Abuse Treat. 2016 Feb；61：60-5.[PMID：26547412]
5) 原井宏明. 方法としての動機づけ面接―面接によって人と関わるすべての人のために. 岩崎学術出版社, 2012：252.

2 コツを押さえた質問を心がけよう

　ここまで，患者さんの声に耳を傾ける大切さについて述べてきました。医療では，病態や状況確認のアセスメント，患者さんの意思の確認などにおいて質問は欠かせません。一方，医療者の質問の仕方によっては患者さんを傷つけ，医療者へのネガティブな気持ちを生み出すことも忘れてはいけません。本項では一歩進んで，患者さんの気持ちや考えを自然に引き出す質問について紹介します。

閉じた質問と開かれた質問，「質問の型」を使い分ける

　質問は，閉じた質問と開かれた質問の2つに分けられます。閉じた質問とは，「はい」か「いいえ」の短い回答を相手に求める質問で，相手の反応の選択肢を制限する特徴があります。そのため，閉じた質問は特定の情報を明確に収集したい場合(例：今朝，朝ご飯は召し上がりましたか？)や，決断を促す場合(例：次回の予約も同じ時間でよろしいですか？)に用いられます。他方，開かれた質問は回答が「はい」「いいえ」で限定されないため自由度が高く，その後の会話が展開しやすい特徴があります。したがって，患者さん自身が話したいと思っている内容から多くの情報を引き出したい場合に用いられます。例えば，閉じた質問である「前回からお変わりありませんか？」を，より患者さんの自然な考えを引き出せるように開かれた質問にすると，「前回からいかがお過ごしですか？」と言い換えることができます。

　患者さんの会話を中断させる行動の59％は閉じた質問であること[1]，開かれた質問は閉じた質問と比べて患者さんの気持ちを引き出しやすいこと[2]から，面接では閉じた質問より開かれた質問を多く行うことが推奨されています[3]。子どもを対象とした司法面接では，デリケートな内容

を尋ねる場合は，閉じた質問より開かれた質問のほうが，子どもがその内容を話しやすいとされています[4)]。また質問者が「赤い帽子の人を見かけた？」のように，「赤い帽子」という情報を加えて閉じた質問をすることで，被質問者への暗示や誘導の可能性を高めてしまうため，質問者の意図が伝わらないように開かれた質問を用いることが推奨されています[5)]。

質問が患者さんに及ぼすインパクトを忘れない

1) 暗黙の非難に留意する

医療者が質問をする際に忘れてはならないのが，質問が患者さんに及ぼすインパクトです。「この前話したことを覚えていますか？」などの質問は，医療者は理解度の確認として尋ねているつもりでも，患者さんは"覚えていないの？"と暗に責められているように感じるかもしれません。また，「一体，何がご家族と話し合うことを難しくさせているのでしょうか？」のように原因を掘り下げる質問も，"家族と話し合うことは難しくないように感じるが，あなたが主観的困難を抱えているためにそれを難しくさせている"というメタ・メッセージを含む非難的な問い掛けと感じるかもしれません。このような質問よりも「現時点でご家族と話し合うことは難しく感じますよね」などの聞き返しを行うほうが，同じ機能であってもあたたかみがあり，望ましいと考えられています[6)]。

また，開かれた質問であっても閉じた質問であっても，質問ばかりすることは取り調べのような印象につながり，関係を悪化させかねません〔→ 1-1（p.3）〕。

2) 質問のインパクトを抑えるために

患者さんがネガティブな印象をもち，ほかの人に話すことに抵抗を感じる内容を医療者が質問で引き出すためには，質問のインパクトを最小限にするためのあたたかく問い掛ける技術（the art of gentle inquiry）が必要です[6)]。患者さんが質問に答えにくいと思う場合，閉じた質問は図2-2の「レーザービーム」のように刺さり，患者さんへのインパクトは大きくな

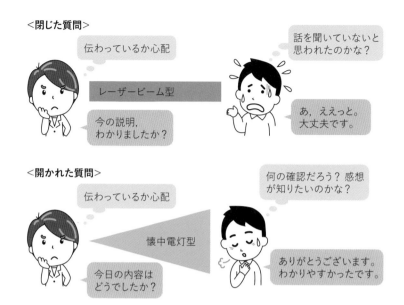

図 2-2　閉じた質問と開かれた質問の患者さんに与えるインパクト

閉じた質問は，レーザービームのように医療者の意図が伝わる一方，暗黙の非難のように伝わり
患者さんへのインパクトが大きくなりやすい。開かれた質問は，懐中電灯のように医療者の意図
が伝わりにくくなるが，質問のインパクトを抑えられる。

ります。一方，開かれた質問や聞き返しは，閉じた質問と比べ医療者の
意図が伝わりにくくなるデメリットはあるものの，図 2-2 の「懐中電灯」
のようにあたたかく伝わり，相手へのインパクトを抑えられます。ま
た，「なぜもっと早く受診しなかったのですか？」などの質問は「お忙し
いとなかなか受診するのは難しいですよね」などの聞き返しにすること
で，相手の気持ちに寄り添う表現にすることができます。

3）コミュニケーション・トラブルを防ぐ

　質問の前に特定の情報を伝えることは，患者さんが質問の目的を理解
することを促し，コミュニケーション・トラブルを防ぎます。例えば，
薬の副作用で性欲減退がみられるかもしれない患者さんに対し，その確
認のために「最近，性的な関心はどうですか？」と質問する場合を考えて
みましょう。患者さんがその質問の意図（例：薬の副作用で性欲減退がみら

れるかもしれない)を把握できていない場合には，急に性的な内容を尋ね
られることで，とまどいや誤解からセクシュアルハラスメントと感じる
かもしれません。これを防ぐには，「今，飲まれている薬の副作用とし
て，性的な関心の減退が報告されています。最近，その点はいかがです
か？」と情報を伝えながら質問をすることで，患者さんは安心して答え
られるでしょう。

治療・教育的な意味合いをもつ質問の留意点

　質問には治療・教育的な意味合いをもつものがあります。相手の思い
込みに対する確信度を弱め，別の考えへの開かれた態度をとることを目
的とした質問を，ソクラテス式問答とよびます[7]。うつ病患者さんの面
接においては，医療者がソクラテス式問答を用いることがその後の症状
の改善につながると報告されています[8]。ソクラテス式問答は，医療者
があらかじめ「答え」をもっており，それにたどりつくように質問をして
患者さんがその答えを発見するように導くものと誤解されがちです。こ
のような誤った理解に基づいた，共同作業の視点や質問の受け手側の心
理的安全性を欠いたソクラテス式問答は，質問者の権力を誇示するため
のものと思われることがあるため[9]，注意しましょう。実際のソクラテ
ス式問答は医療者が適切な質問をすることで，患者さんとともに答えを
探求し，一緒に発見していくものです[6]。例えば，朝寝坊して仕事に遅
刻してしまう患者さんに対してアドバイスではなく「これまで寝坊しな
いときは何が違ったのでしょうか？」のような質問をすることで，患者
さんが寝坊しない状況や対処法を引き出します。

テキストを用いた回答の特徴とは？

　本項の最後に，口頭ではなくテキストでの質問と，それによって得ら
れる回答の特徴を紹介します。調査用紙に記載された質問と紙ベースの
回答では，閉じた質問に比べて開かれた質問で回答の欠損が多いことが
示されています[10]。さらに，近年主流となりつつあるデジタルテキスト

での回答でも，同様に開かれた質問は閉じた質問と比べて回答の欠損が多くなる傾向がみられます[11]。これらは，自由形式の回答に手間がかかるため好まれないこと，回答に使用したデバイスの使いにくさによるものと考えられています[12]。質問に対する口頭や自記式での回答と，デバイスを用いたデジタルテキストでの回答では，質的な違いがあることにも留意する必要があるでしょう。

　冒頭でもお伝えしたように，医療では正確な情報を把握するために質問が不可欠です。それと同時に，質問は患者さんに一歩踏み込む介入でもあることを認識し，質問の意味合いやその侵襲性についても考えなければいけません。

今回のまとめ

- 開かれた質問と閉じた質問，それぞれの特徴を押さえる。
- 患者さんに及ぼすインパクトをできる限り最小限に抑えるように，質問の仕方を工夫する。
- 治療や教育的意味合いをもつ質問の際には，協働的な姿勢と回答者の心理的安全性に留意する。
- 回答形式の違いで，質問への回答が異なる可能性がある。

相手を傷つけない質問のコツ

相手を傷つけないためには，現在のその人の状況を想像したうえで質問することが重要です。例えば，うつ病の方に対し，気分の波があるかどうかを知りたいときに「気持ちが晴れるときはありますか？」と尋ねた場合，患者さんは"いつも落ち込んでいてしんどいのに……自分の気持ちをわかってくれない医療者だ"と感じるかもしれません。このような場合，"たまには気分がよい日もある"という前提で質問するのではなく，"いつも気分が落ち込んでいる"かもしれないと想定して，「いつも以上に気持ちが落ち込むときはありますか？」と尋ねると，患者さんは自分の気持ちに寄り添ってもらえているように感じられるでしょう。

参考文献

1）Singh Ospina N, et al. Eliciting the Patient's Agenda-Secondary Analysis of Recorded Clinical Encounters. J Gen Intern Med. 2019 Jan；34（1）：36-40.［PMID：29968051］

2）Apodaca TR, et al. Which Individual Therapist Behaviors Elicit Client Change Talk and Sustain Talk in Motivational Interviewing? J Subst Abuse Treat. 2016 Feb；61：60-5.［PMID：26547412］

3）ウイリアム・R・ミラー，他（著），原井宏明（監訳）．動機づけ面接．第3版．上．星和書店，2019.

4）Lavoie J, et al. Meta-analysis of the effects of two interviewing practices on children's disclosures of sensitive information：Rapport practices and question type. Child Abuse Negl. 2021 Mar；113：104930.［PMID：33454643］

5）仲真紀子．司法面接の展開―多機関連携への道程．法と心理．2016；16（1）：24-30.

6）ポール・L・ワクテル（著），杉原保史（訳）．心理療法家の言葉の技術―治療的コミュニケーションをひらく．第2版．金剛出版，2014.

7）石垣琢麿，他（編），東京駒場CBT研究会（著）．クライエントの言葉をひきだす認知療法の「問う力」―ソクラテス的手法を使いこなす．金剛出版，2019.

8）Braun JD, et al. Therapist use of Socratic questioning predicts session-to-session symptom change in cognitive therapy for depression. Behav Res Ther. 2015 Jul；70：32-7.［PMID：25965026］

9）Stoddard HA, et al. Would Socrates Have Actually Used the"Socratic Method"for Clinical Teaching? J Gen Intern Med. 2016 Sep；31（9）：1092-6.［PMID：27130623］

10）Griffith LE, et al. Comparison of open and closed questionnaire formats in obtaining demographic information from Canadian general internists. J Clin Epidemiol. 1999 Oct；52（10）：997-1005.［PMID：10513763］

11）Reja U, et al. Open-ended vs. Close-ended Questions in Web Questionnaires. Developments in Applied Statistics. 2003；19（January）：159-77.

12）Connor Desai S, et al. Comparing the use of open and closed questions for Web-based measures of the continued-influence effect. Behav Res Methods. 2019 Jun；51（3）：1426-40.［PMID：29943224］

3 聞き返しを用いて患者さん への共感力を高めよう

　私たち医療者は患者さんが伝えたいことを100%理解したり，自分が言いたいことを患者さんに100%伝えたりするのは現実的には不可能です。相手の気持ちを100%理解した気になったり，また本当に伝えたいことと少し異なる表現で伝えてしまう背景には，両者の考え・とらえ方の違いや感情，そして時間的制約が関係しています。このようなコミュニケーションの当事者間で起こる食い違いは，コミュニケーション・ギャップとよばれています。

　例えば，薬剤師と患者さんを対象としたコミュニケーション・ギャップに関する研究では，副作用や薬の飲み合わせによる影響，過去の薬物アレルギーなど患者さんが薬剤師に期待する情報共有と，実際に薬剤師が行う情報共有ではギャップがあることが示されています[1]。また，医療者と当事者である患者さんでは，そもそも治療の結果として得られるものに対する価値観のギャップがあることが報告されています[2]。医療者-患者間のコミュニケーション・トラブルはこれらに起因したコミュニケーション・ギャップから生じることも珍しくありません。それらを極力少なくするためには，コミュニケーション・ギャップが生じる背景をふまえた医療者のかかわりが必要です。

CASE　アルコール性肝障害の40代男性Aさん。20代から毎日飲酒を続け，最近は手の震えや疲れやすさといった自覚症状が出ており，飲酒量を心配した家族の勧めもあり病院を受診した。初診時に血液検査を行い，2回目の受診時に血液検査の結果からアルコール性肝硬変と診断を受けた。その際に医師からアルコール性肝硬変の予後（生死にかかわる問題であること）や治療方針（禁酒が不可欠であること）の説明を受け，本日3回目の受診となる。3回目の受診時には

Aさんは本心では禁酒の必要性を感じているもののなかなか言い出せず，「ついついお酒を飲んでしまいました」という飲酒の事実のみを話した。そのため医師であるBさんは，"Aさんには禁酒する意思がない"と考え，「これ以上お酒を続けると，本当に大変なことになりますよ」と飲酒継続の危険性をAさんに伝えた（図2-3）。

コミュニケーション・ギャップはなぜ生じる？

医療者側からすると，患者さんが本音を言わないことに対して，「（思っていることがあれば）言ってくれればいいのに！」と感じるかもしれません。しかし医療者に意見を言えない背景として，専門家の言うことにNoとは言いにくいこと，医療者を失望させてしまうのではないかと考えてしまうことなどの背景があると報告されています[3]。そのため，医療者に対して言いたいことを伝えづらい患者さんの心理的特徴を念頭におき，語られない思いや本音を患者さんから引き出そうとする医療者の姿勢が，よりよい支援につながります。また家庭医であり，コミュニケーション研究の専門家でもあるEpstein博士は，大きなリスクを伴ったり，予期せぬ状況におかれたりすると，患者さんの考えや好みを引き出すのは感情的な理由からいっそう難しくなると述べています[4]。

CASE ではAさん自身も自分の身体の状態を認識しており，禁酒す

Aさん

前回，アルコール性肝障害についてお伝えしましたが，飲酒頻度は減っていますか？

いえ，ついついお酒を飲んでしまうんです……。
（本当はやめなきゃいけないのもわかっているんだけど……）

これ以上飲酒を継続すると，本当に大変なことになりますよ。
（Aさんには禁酒する意思がないようだから，少し強めの表現で伝えよう）

すみません……。

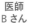
医師
Bさん

図 2-3　CASE におけるAさんと医師Bさんの会話

る必要性を本心では感じている一方，飲酒以外にストレス発散のレパートリーをもっていません。そして恥ずかしさからBさんにその素直な気持ちを伝えることはできず，飲酒をしてしまった事実のみを伝えています（①：本音を正確に表現しない，またはできない）。またBさんはAさんの発言を受けてAさんに禁酒する気がないと理解し（②：誤ったとらえ方），会話を展開していきます。このように，語り手（Aさん）側の問題①と，その発話を受けた受け手（Bさん）側の問題②がコミュニケーション・ギャップを大きくしています。この溝を小さくするための方法が聞き返しです。

単純な聞き返しと複雑な聞き返し

　"聞き返し"という言葉は，相手の言ったことを「何と言いましたか？」と質問で聞き返すのが一般的なイメージとして浮かぶかもしれません。しかし医療コミュニケーションの分野でいう聞き返しは，患者さんが話した言葉のうちわからないことを確認する質問ではなく，患者さんの発言の含意を理解していると伝えるための医療者の発言を指します。

　聞き返しのバリエーションは2-1(p.42)で説明した通り大きく2つ，単純な聞き返しと複雑な聞き返しに分けられます（表2-2）。単純な聞き返しはいわゆる"オウム返し"ですが，それ以外にも相手が話したことの意味をほとんど変えずに伝える場合も，単純な聞き返しに分類されます。CASE ではAさんの「ついつい飲んでしまいました」という発言に対し，「ついつい飲んでしまったのですね」「飲酒をやめるのは難しかったのですね」と返す場合がこれに該当します。これに対して複雑な聞き返しは，患者さんが直接は話していないものの，患者さんのこれまでの話からその裏にある思いや考え，価値観をふまえて医療者が推論して返すものです。CASE では「やめたいと思う気持ちがある一方で，飲みたい気持ちを止められなかったのですね」などもどかしい気持ちをAさんが抱いていたと明確化することや，「飲まないとおかしくなりそうだったのですね」などAさんがストレス下で限界まで頑張った結果だったという状況を推論することが，複雑な聞き返しに該当します。

表 2-2　2 つの聞き返しを面接内でどう使い分けるのか

	面接での使いどころ	デメリット
単純な聞き返し	・相手の発言に対し，何を言っていいかわからないとき ・面接の序盤などで関係構築に失敗したくないとき ・情報提供やアセスメントの質問が多くなりがちなとき	・連続して単純に聞き返すと，患者さんは"オウム返し"と感じる ・語られていない患者さんの思いには触れられない
複雑な聞き返し	・語られていない相手の思いを整理，明確化したいとき ・相手の理解を深めたいとき，価値観を明確化したいとき ・相手の気持ちを理解しているとさりげなく伝えたいとき	・文脈を無視した複雑な聞き返しは相手から反感を買う(例：時間的に切迫した状況や相手が深い会話を求めていない状況) ・発達障害や統合失調症といった疾患をもつ患者さんには伝わらない場合がある

共感に欠かせない正確な聞き返し

　問題解決的な思考に慣れている医療者は，患者さんとのかかわりのレパートリーとしてどうしても「質問」が多くなりがちです。「患者さんから語られていないもの」を引き出そうとする点で質問は聞き返しと似ていますが，質問は患者さんに対して"わからないことがあるので教えてほしい"という意味合いが強くなります。それに対して，聞き返しは相手の内面を推論して伝える機能から，推論がうまくいっている場合に「自分の気持ちを理解してくれている」と相手が感じやすくなる特徴があります。そのため共感には，正確な聞き返しが欠かせないといえるでしょう。例えば，新たに処方された薬に対して患者さんから「この薬に副作用はありますか？」という質問を受けた場合にも，「この薬の副作用は○○で……」とすぐに答えを伝えるのでなく，質問の裏に隠された感情や考え(ここでは不安)を推論し，「初めて飲むお薬は気になりますよね」と情報提供前に聞き返しをワンクッション入れることで，患者さんの薬に対する本音をより引き出しやすくなります。この質問の例に限らず，患者さんのことを深く理解するためには，「患者さんがなぜその発言をしたのか？」を考えてみることが必要といえます。

"聞き返しもどき"に要注意！

　質問と聞き返しの中間に位置づけられるものとして，"聞き返しもどき"があります。聞き返しもどきとは，医療者が「聞き返し」として返しているにもかかわらず，文末が疑問調の抑揚になってしまっている発言です[5]。例えば CASE でいうと，「ついつい飲んでしまったのですね（語尾が下がる↓）」や「飲まないとおかしくなりそうだったのですね（語尾が下がる↓）」は聞き返しと前述しましたが，「ついつい飲んじゃったのですね？（語尾が上がる↑）」や「飲まないとおかしくなりそうだったのですね？（語尾が上がる↑）」は文末の抑揚が上がり疑問調の抑揚になってしまうことで，「閉じた質問」として受け手が感じることに注意しましょう。

　本項では患者さんが医療者に本音を話しづらいといった心理的背景をふまえ，患者さんの本音の引き出し方として，聞き返しの大切さについて紹介しました。患者さんの気持ちをできる限り理解しようとする医療者の姿勢が，コミュニケーション・ギャップを埋めるといえるでしょう。

今回のまとめ

- コミュニケーションをとる際に当事者間のギャップは必ず生じる。
- コミュニケーション・ギャップを減らす工夫の1つが聞き返しである。
- 聞き返しは共感を示すうえで重要な要素である。

聞き返しのコツ

ネガティブな話題が出ると，医療者は面接のなかでその話題をコントロールできるか不安になり，その脅威性を下げようと控え目に聞き返してしまいがちです。しかしネガティブな話題を控え目に聞き返しをすると，患者さんは医療者が自分のネガティブな話題を過小評価していると感じます。そのため，ネガティブな話題は同じくらいの強さ，または強めな聞き返しを行うことがポイントです。

参考文献

1) Kim MG, et al. Gap between patient expectation and perception during pharmacist−patient communication at community pharmacy. Int J Clin Pharm. 2020 Apr；42(2)：677-84.[PMID：32266556]

2) Hummel MJ, et al. Using the analytic hierarchy process to elicit patient preferences：prioritizing multiple outcome measures of antidepressant drug treatment. Patient. 2012；5(4)：225-37.[PMID：23098363]

3) Entwistle VA, et al. Supporting patient autonomy：the importance of clinician−patient relationships. J Gen Intern Med. 2010 Jul；25(7)：741-5.[PMID：20213206]

4) Epstein RM, et al. Beyond information：exploring patients'preferences. JAMA. 2009 Jul 8；302(2)：195-7.[PMID：19584351]

5) 原井宏明．方法としての動機づけ面接―面接によって人と関わるすべての人のために．岩崎学術出版社，2012.

ヒトは擬人化エージェントに何を望み，ヒトに何を望むのか

テクノロジーが進み，日常生活のなかで擬人化エージェント（例えばロボット）を目にする機会は珍しくなくなりました。ヒトと擬人化エージェントのかかわり方に注目した研究分野は，ヒューマンエージェントインタラクション（Human Agent Interaction：HAI）とよばれ，近年注目されています。HAI に関する研究では，ヒト同士の研究ではみえてこなかった，私たちヒトのコミュニケーションの特徴を知ることができます。

「聞き手がヒトか擬人化エージェントかによって，話し手が相談する内容は異なるのか？」という疑問を検証した日本の研究では，ヒトを相談相手とする場合には，趣味や人生の目的といった話をしやすい一方，ロボットを相談相手とする場合には，孤独感や性の悩みといった内容を話す傾向がみられました[1]。この結果は，私たちヒトが物事を相談する場合，他者にどのような評価を受けるのかを心配する「評価懸念」が働く傾向があると教えてくれます。このような傾向は，例えば性機能不全の副作用がある薬を飲んでいる患者さんが，その副作用がみられたとしても，評価懸念から医療者には「副作用はありませんでした」と答えてしまうのかもしれないという気づきを与えてくれます。

◆ ヒトは「なぜそうした？」という相手の行為の意図が気になるもの

私たちヒトは相手の行為そのものを評価するだけでなく，その行為の意図を推論する生き物です。相手の行為の意図が気になる背景には，行為の意図を推論することで私たちヒトが他者を理解し，コミュニケーションを円滑にしようとする心の原理があります。相手の行動の意図を読もうとする行為は，「志向姿勢」とよばれています[2]。ロボット掃除機に部屋を掃除してもらう場合，私たちは"なぜロボット掃除機は掃除するのか？"という行為の意図を読もうと

することはあまりないでしょう（あまりない，というのはなかにはロボット掃除機に“他者”を感じる方もいるからです）。これは，その行為の意図があらかじめロボットとして設計されたものであると知っているためです。一方，もし同居するパートナーがあなたと住む部屋を掃除してくれた場合は，あなたはその意図を考えるかもしれません。そしてあなたが期待してしまうのは，「あなたが掃除をしないからパートナーが義務的に掃除を行った」ではなく，「パートナーが自ら進んで掃除をした」というストーリーでしょう。どのような意図であっても部屋はきれいになっているにもかかわらず，行為の意図の純粋性（例：設定されたものではなく，その人自身が純粋な気持ちで行うこと）をヒトは求めがちです。

　ヒトが純粋性を求める気持ちは，医療分野において患者さんから医療者への要望を考えるうえで，とても重要です。私たち医療者は患者さんの気持ちを尊重し，話を聴くことが基本的な態度として求められますが，それが“仕事として”なのか，“困っている方をなんとかしたい”という自分の気持ちなのかを分けることは難しいでしょう。同様に患者さんも，医療者のかかわりが“仕事として”なのか“その個人の優しさ”なのかを判断することは難しいでしょう。しかし，例えば受付時間を過ぎて受付にやってきた患者さんが「困っているのに診察してくれないのか」と医療者に訴える場面では，医療者は設計された行為（仕事）として対応しているのに対して，患者さんは医療者の純粋性（優しさ）を期待しているものといえ，両者のギャップが生じる状況と考えられます。

　このような，患者さんから“優しさ”を期待される状況において，患者さんの気持ちに寄り添う姿勢を示すことは大切です。しかし受付時間を過ぎてからの受付行為は，私たちの設計された行為（職場のルール）を逸脱する可能性のあるものであり，同僚に迷惑をかけることになります。このような状況の判断は，医療者の頭を悩ませるものでしょう。悩む場合には，患者さんからのニーズに応える自分の行為が設計された行為（仕事）として適切なのか，または医療者個人の「何とかしたい」思いや「断るのは申し訳ない」という思いからなの

かをモニタリングし，医療者としての振る舞いについて考えてみることが助けになるかもしれません。自分の気持ちのモニタリングの仕方は 4-2(p.129)，自分の行為が同僚に迷惑をかけてしまう場合には 4-1(p.122)が参考になるかもしれません。

参考文献

1）Uchida T, et al. A robot counseling system—What kinds of topics do we prefer to disclose to robots? 2017 26th IEEE International Symposium on Robot and Human Interactive Communication（RO-MAN）. 2017：207-12.

2）ダニエル・C. デネット（著）．若島　正，河田　学（訳）．「志向姿勢」の哲学—人は人の行動を読めるのか？　白楊社，1996.

4 文脈に合わせた情報の伝え方

　これまでは患者さんの話に耳を傾ける大切さや情報を引き出す質問の仕方，やる気を削がないかかわり方について紹介してきましたが，医療の文脈では医療者が患者さんにさまざまな情報を伝えることも欠かせません。本項では，医療者が患者さんに情報を伝える際のコミュニケーションについて紹介します。

情報提供から情報交換へ

　医療者として，患者さんを支援するためには話を聴くだけでなく，情報を共有することが欠かせません。医療者の面接の目的は情報の伝達ではなく，患者さんの健康と希望する意思の尊重です。健康のためには往々にして，変化への動機づけを促すかかわりが必要となりますが，よかれと思って行う警告や直面化といったかかわりは多くの場合，患者さんの変化への意欲を削いでしまいがちです（表2-1，p.41）。患者さんの満足度を高め，行動変容を促す情報提供のポイントは，何を伝えるかに加えて，どう伝えるかという視点です。このポイントを押さえた手法が，EPE（Elicit, Provide, Elicit＝引き出す，提供する，引き出す：表2-3）とよばれる情報交換アプローチです。EPEでは，はじめに医療者が情報提供したくなる気持ちをぐっと抑え，医療者が伝えようとする情報について患者さんがどういった考えをもっているかを引き出します。またこの段階では，情報を提供する際に患者さんに対し「○○についてお話ししてもよろしいでしょうか？」といった情報提供前の許可を得ることも大切です[1]。その後，これらの質問によって得られた回答や許可をふまえたうえで，必要な情報を提供します。そして最後のステップでは，情報提供した内容に関する患者さんの反応を引き出します。ここでもし，医療者が提供

表 2-3　情報交換の EPE プロセス

かかわり	目的	具体的な言葉かけやコツ
引き出す (Elicit)	患者さんがもつ知識や興味・関心，これから伝えようとする情報のニーズとのギャップを知る	・「○○について，どんなことを知っておられますか？」 ・「どのようなことをお知りになりたいでしょうか？」 ・「○○についてお話しさせていただいてよろしいでしょうか？」
提供する (Provide)	自律性を尊重し，情報を伝えることで意思決定を支援する	・専門用語ではなく，日常用語を使用する ・提供する情報は最小限にし，相手の反応をうかがう ・反論・無視する自由を認める
引き出す (Elicit)	伝えた内容の反応や不足している情報について尋ねることで，コミュニケーション・ギャップを減らす	・開かれた質問を行う ・「今の話を聞いてどう感じましたか？」 ・「そのほかに何か知りたいことはありますか？」

した情報に対して患者さんがネガティブな印象や不安をもっている場合には，患者さんの意思決定や行動変容がスムーズになるように，丁寧なかかわりを設ける必要があります。このように，医療者が一方的に専門的な情報を提供する形でなく，患者さんがもつ"情報"と交換する双方向性のある"情報交換"の姿勢が，医療者-患者間のコミュニケーション・ギャップを埋めるためには欠かせません。

悪い知らせの伝え方

　患者さんの将来への見通しを否定的に伝える悪い知らせ，例えばがんの患者さんへのがん告知は，患者さんの心理的不適応と関連するだけでなく[2]，医療者にとっても負担となる出来事です[3]。医療者が患者さんに悪い知らせを伝える際には医学的な情報の提供だけでなく，患者さんの感情に配慮したかかわりが求められます。

　がんの患者さんが悪いニュースを伝えられる際に望むコミュニケーションの意向をまとめたものが，SHARE(Supportive environment, How to deliver the bad news, Additional information, Reassurance and Emotional Support)です(表 2-4)[4]。

表 2-4　SHARE モデルに基づくコミュニケーション

コミュニケーション	例
支持的な場の設定 （Supportive environment）	・プライバシーが保たれる場で時間をとって話をする ・礼儀正しく挨拶をする ・患者さんの目や顔を見て話す
悪い知らせの伝え方への配慮 （How to deliver the bad news）	・わかりやすく伝える ・理解度を確認する ・家族などのほかの人が同席できることを伝える ・紙に書いて伝える
付加的情報の提供 （Additional information）	・患者さんの質問に十分に答える ・病気や治療が生活に与える影響について話し合う ・患者さんが利用できるサービスやサポートに関する情報を提供する
共感的対応 （Reassurance and Emotional Support）	・患者さんが気持ちを表出したら受け止める ・患者さんの感情に配慮し，推し量る ・今後も責任をもってかかわり，見捨てないことを伝える

〔藤森麻衣子．がん告知と共感的コミュニケーション．総病精医．2015：27(1)：13-17 より一部改変して転載〕

SHARE は，日本人特有のコミュニケーションに基づき開発されたコミュニケーション・ツールです[5]。2 日間の SHARE モデルに基づくコミュニケーションワークショップを受けた医師は，受けていない医師と比べて，SHARE に沿った望ましいコミュニケーションが増加するだけでなく，患者さんの医師への信頼度が高く，抑うつも低いことが示されています[6]。このようなデータから，医療者のコミュケーション・スタイルは患者さんのメンタルヘルスにも影響を及ぼすことが示されています。

患者さんに害が及んだ場合のコミュニケーション

　医療現場において，インシデントやアクシデントが発生した際のコミュニケーションは，患者さんやそのご家族はもちろん，それらに関与した医療者と所属組織にとって重要な意味をもちます。患者さんが被害を受けた出来事に対し，医療者が遺憾の意を示しつつ，現在把握している事実を伝えるといったコミュニケーションのプロセスは，オープン・ディスクロージャーとよばれています[7]。オープン・ディスクロージャーでは，①タイムリーに（できれば 24 時間以内に），②率直に，③組織

として，という3点をふまえ，謝罪または後悔の表明(「申し訳ない」という言葉を含む)，起こったことの事実の説明，患者さんが自分の経験を語る機会の確保，出来事の管理と再発防止のために取られている措置を伝えるなどの対応を行うことが推奨されています[8]。医療行為が複雑化されるなかで，リスク管理のためにオープン・ディスクロージャーの重要性は認識されつつあります。しかしオープン・ディスクロージャー先進国であるオーストラリアで行われた2014年の調査においても，治療の有害事象を報告した患者さんのうち，ガイドラインに沿ったオープン・ディスクロージャーが行われた割合は17%にとどまっていることが報告されており[9]，早期の普及・均てん化が望まれています[10]。

こころに寄り添うかかわりでは，何をどこまで伝えるべきか

　心理的ケア，例えば心理療法のインフォームド・コンセントでは，介入の内容には言及せず，心理療法を実施する期間や金銭的側面などの設定に関する情報提供に基づくインフォームド・コンセントが取得されがちです[11, 12]。心理療法の介入の内容を伝えることがおろそかになる理由の1つが，心理療法の効果をどの程度までオープンに伝えるのかという問題です。例えば，多くの心理療法には特異的な介入要素だけでなく，傾聴することによるプラセボ効果(特異的な介入でなくとも有効性がみられること)が含まれます。また，心理療法ではセラピスト固有の要因がその効果に寄与することも報告されており[13]，従来はこれらを患者さんに事前に説明することは心理療法の効果を低下させる可能性への懸念から，なされてきませんでした。一方，近年ではインフォームド・コンセントの時点で心理療法の作用機序としてそれらを伝えないことは，個人の自己決定権と患者保護の原則の両方を反映した道徳的な観点に反することであり[12]，たとえ治療効果を低下させる可能性があったとしても，それらをオープンに開示するべきだというGo openを支持する主張もなされるようになりました[14]。

　1-2(p.7)でも述べたように，このような人と人とのかかわりで何をどの程度伝えて同意を得るのかという点は，現状では医療者個人の倫理観

に委ねられています。しかし医療者個人の責任とならないように，学会
や所属機関での統一されたルールの策定が望まれます。

今回のまとめ

- 医療者が情報を伝えるだけでなく，患者さんから情報を受け取る姿勢も必要である。
- 医療者のストレスを減らすためにも，定式化されたコミュニケーションを習得することは重要である。
- 心理的ケアにおいても，かかわりの内容にまで言及した情報提供が求められつつある。

「患者さんとの良好な関係が壊れてしまう」と不安な方へ

患者さんとお会いする前に，患者さんにネガティブな情報を伝えなければならないことが前もってわかっている状況は珍しくありません。このような状況において，患者さんの考えや感情の推論は欠かせません。そして推論の結果，患者さんの気持ちが穏やかでなくなるとわかっていても伝えないとならない場合には，患者さんが何を目的に受診しているのかを改めて考えてみましょう。患者さんが医療機関を受診する目的は，医療者と良好な関係を築くことでなく，主訴の改善です。そのため，医療者が患者さんとの関係悪化を懸念して，本来伝えるべきことを伝えられていない状況に陥っているのであれば，それはパーソン・センタードなかかわりとはよべないかもしれません。もしそのような状況で悩む場合は，信頼できる同僚に相談したり，スーパーバイズ(臨床指導)を受けたりすることで，勇気のいる一歩を踏み出せるかもしれません。

参考文献・URL
1) 原井宏明. 方法としての動機づけ面接―面接によって人と関わるすべての人のために. 岩崎学術出版社，2012.
2) Uchitomi Y, et al. Physician support and patient psychologic responses after surgery for nonsmall cell lung carcinoma：a prospective observational study. Cancer. 2001 Oct 1；92(7)：1926-35.[PMID：11745267]

3） Otani H, et al. Burden on oncologists when communicating the discontinuation of anticancer treatment. Jpn J Clin Oncol. 2011 Aug；41(8)：999-1006.［PMID：21764830］

4） 藤森麻衣子. がん告知と共感的コミュニケーション. 総病精医. 2015：27(1)：13-17

5） 内富庸介, 他. がん医療におけるコミュニケーション・スキル―悪い知らせをどう伝えるか. 週刊医学界新聞. 2007.
（https://www.igaku-shoin.co.jp/paper/archive/y2007/PA02759_01）

6） Fujimori M, et al. Effect of communication skills training program for oncologists based on patient preferences for communication when receiving bad news：a randomized controlled trial. J Clin Oncol. 2014 Jul 10；32(20)：2166-72.［PMID：24912901］

7） 長尾能雅. 医療安全管理の全体像. 日内会誌. 2020；109(3)：579-83.

8） Australian Commission on Safety and Quality in Health Care. Australian Open Disclosure Framework-Better communication, a better way to care. 2013.
（https://www.safetyandquality.gov.au/sites/default/files/migrated/Australian-Open-Disclosure-Framework-Feb-2014.pdf）

9） Walton M, et al. Disclosure of adverse events：a data linkage study reporting patient experiences among Australian adults aged≥45 years. Aust Health Rev. 2019 Jul；43(3)：268-75.［PMID：29695314］

10） Harrison R, et al. Open disclosure of adverse events：exploring the implications of service and policy structures on practice. Risk Manag Healthc Policy. 2019 Jan 23；12：5-12.［PMID：30774487］

11） Dsubanko-Obermayr K, et al. Informed consent in psychotherapy：Demands and reality. Psychotherapy Research. 1998；8(3)：231-47.

12） Trachsel M, et al. Informed consent for psychotherapy includes much more than the setting. Swiss Med Wkly. 2019 Mar 23；149：w20030.［PMID：30903799］

13） Johns RG, et al. A systematic review of therapist effects：A critical narrative update and refinement to review. Clin Psychol Rev. 2019 Feb；67：78-93.［PMID：30442478］

14） Gaab J, et al. Go open：A plea for transparency in psychotherapy. Psychology of Consciousness：Theory, Research, and Practice. 2016；3(2)：175-98.

※ 文献中の URL には, 以下の QR コードからアクセスできます(2023 年 7 月 1 日最終確認)

文献 5)　　　　　　　　　　　文献 8)

5 非言語コミュニケーションを 面接に生かす

非言語コミュニケーションはなぜ重要なのか？

　医療者と患者さんとのかかわりでは，会話の内容に目が行きがちです。しかし医療者と患者さんは声色や表情，視線，ジェスチャーなど，さまざまな非言語的表現を組み合わせてコミュニケーションを行っています。例えばインフォームド・コンセントのプロセスでは，発話内容に加えて医療者のジェスチャーや表情，視線の動きなども重要な要素の1つであることが示されています[1]。

　本項では，ジェスチャーや視線，声色や沈黙などの医療者と患者さんの非言語コミュニケーションを紹介します。余談ですが，非言語コミュニケーション領域の最も引用された論文1,000本のうち，日本は世界第8位であり[2]，日本における関心の高さがうかがえます。

言語化が難しいメッセージをジェスチャーで伝える

　ジェスチャーには，伝えたいメッセージを補完し，コミュニケーションを円滑にする役割があるとされています[3]。一方で，「髪を整える（グルーミング動作）」などの発言と関係のないジェスチャーは，本来のジェスチャーの意味を弱めます[4]。面接などの重要な場面では，医療者はグルーミング動作を控えることが望ましいでしょう。

　また通訳者を介した患者さんと医療者のコミュニケーションでは，三者がジェスチャーをするほど意思疎通が円滑になることが示されています[5]。言語化が難しいメッセージをジェスチャーで補足して伝えることは，時間・金銭的コストをかけずに意思疎通を円滑にする最良の方法かもしれません。

1)視線のとり方をコミュニケーションに活用する

　視線は，会話を円滑に進行することや打ち切ることに大きな役割を果たします[6]。例えば会話中に相手の目を見ることは，関係構築に役立つと考えられています[7]。また視線の動きは，パーソナリティや不安など複数の要因の影響を受けることが知られています[8]。例えば外交的な人は積極的にアイコンタクトを取る傾向がある[9]一方，対人不安の強い人は，そうでない人と比べて視線が合うまでのスピードは変わらないものの，目が合ってから視線をそらすまでの時間が長いこと[10]が明らかにされています。また，アイコンタクトの特徴は年齢によって異なります[11]。具体的には，高齢者は話を聞いたり顔の表情を判別したりするときにはアイコンタクトが減少しますが，自分から話すときには年齢による影響はみられません。

　視線に関するユニークな研究をご紹介します。模擬患者が部屋から退出する際に医学生が視線を向けて見届けると，模擬患者はより共感されたと感じることが報告されています[12]。これらの結果をふまえると，実臨床においても患者さんが診察室や面接室から退出する際に患者さんが部屋を出るまで医療者が見届けることで，患者さんの面接への満足度が高まるかもしれません。

2)面接における沈黙の役割

　医療者の声色やトーン，沈黙，声掛けのタイミングなどの研究は，臨床的にきわめて重要であるものの，これまでほとんどなされてきませんでした[13]。Bartelsらは，医療者と患者さんの実際の面接から，沈黙を4種類に分類しています(表2-5)[14]。多くの医療者は，沈黙を会話が続かない気まずい瞬間ととらえるかもしれませんが，表2-5の①や②のように面接において有用な沈黙もあります。医療者には，時に沈黙を効果的に活用することが求められるといえるでしょう。沈黙(間)のとり方は，次項で詳しく紹介します(p.73)。

3)非言語コミュニケーション研究における倫理的な懸念

　非言語コミュニケーション研究では，さまざまな「俗説」が流布してい

表 2-5　沈黙の種類とその内容

沈黙の種類	内容の説明
①コネクショナル・サイレンス （感情と意味を共有する沈黙）	医療者が患者さんの感情を認識し，その認識を共有する
②インビテーショナル・サイレンス （感情の表出を誘う沈黙）	患者さんが感情を表出できるように備えておく
③ニュートラル・サイレンス （会話に影響を与えない沈黙）	この種の沈黙がなくても会話に影響はない
④ディスエンゲージド・サイレンス （相手に無関心な沈黙）	医療者が患者さんとのコミュニケーションに深く関与していない

〔Bartels J, et al. Eloquent silences：A musical and lexical analysis of conversation between on-cologists and their patients. Patient Educ Couns. 2016 Oct；99(10)：1584-94.[PMID：27156659]をもとに作成〕

ます。これらはしばしば倫理的な懸念を生じさせます。

　この代表例として，「嘘を見破るための指標が存在する」が挙げられます。現在のところ，嘘と行動的特徴には，ほとんど意味のある関連はみられないことが示されています[15]。一方，興味深いことに多くの人が「嘘つきは視線を合わせない」など嘘を見破る俗説をもっています[16]。

　これらの事実に基づかない「嘘を見破る指標に関する研究」が注目を集め，司法制度などさまざまな領域のなかで「嘘を見破る方法」として取り入れられることについて，倫理的な懸念が高まっています[17, 18]。医療の文脈でも同様のことがいえ，私たち医療者には，そのような「俗説」を見極める科学リテラシーの高さが求められます。

4)「行動の同期」は何をもたらすのか

　相手と同じような非言語コミュニケーションをとる「行動の同期」は，関係構築に有用であると知られています[19]。患者さんと医療者が長期間接する心理療法においては，患者さんと医療者の声の高さや表情，全身の動きなどの非言語コミュニケーションが同期してくる傾向があり[20]，そのプロセスとして図2-4の対人的同期モデル(In-Sync)[20]が提唱されています。

　このモデルはモデル自体の妥当性が担保されているわけではないため，慎重に解釈する必要がありますが，私たちの行動の同期のプロセスについての理解を深めてくれます。

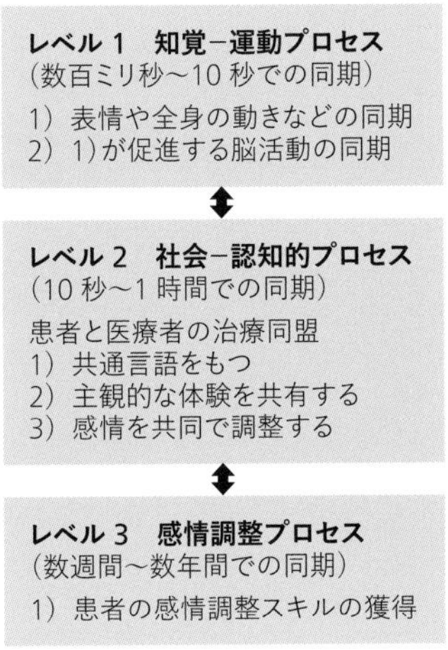

レベル1　知覚−運動プロセス
（数百ミリ秒〜10秒での同期）
1）表情や全身の動きなどの同期
2）1)が促進する脳活動の同期

レベル2　社会−認知的プロセス
（10秒〜1時間での同期）
患者と医療者の治療同盟
1）共通言語をもつ
2）主観的な体験を共有する
3）感情を共同で調整する

レベル3　感情調整プロセス
（数週間〜数年間での同期）
1）患者の感情調整スキルの獲得

図2-4　対人的同期（In-Sync）モデルにおける各レベルの特徴

3つのレベルの階層は一方向ではなく，双方向に行ったり来たりすると考えられる。
（Koole SL, et al. Synchrony in Psychotherapy：A Review and an Integrative Framework for the Therapeutic Alliance. Front Psychol. 2016 Jun 14；7：862.[PMID：27378968]より作成）

モノモーダルからマルチモーダルな研究へ

　従来のモノモーダル（1つの感覚）な研究に比べて，近年では視覚や聴覚などの複数の感覚を組み合わせるマルチモーダルなコミュニケーションに注目が集まっています。この背景には，言語・非言語表現を複合的に計測した解析が，テクノロジーの活用で進みつつある[21]ことがあります。例えばジェスチャー付きの音声となしの音声では，識別にかかわる脳の領域が異なるという研究[22]や，うつ病患者さんの表情と眼球運動を追跡することで抑うつ症状を予測するという研究[23]が報告されています。

　これらを考えると，視線や音声などの情報の組み合わせには大きな可能性があるといえるでしょう。例えば視線＋音声＋表情で得られる効果は1＋1＋1＝3ではなく，4や5にもなりえます。モノモーダルな視点からマルチモーダルな視点への転換は，コミュニケーションの謎を解き明かすものになるかもしれず，今後の発展が望まれます。

- 非言語コミュニケーションは重要な役割を担っている。
- ジェスチャーや視線，沈黙などを面接で活用する。
- マルチモーダルな研究は，新しい発見への扉になる可能性がある。

非言語コミュニケーションのコツ

会話の内容と違い，非言語コミュニケーションは記憶をたどって思い出すことが難しい特徴があります。そのため，自分でどのような癖をもっているかもわかりにくいものです。自分の癖を知るために，自分のかかわりをスマートフォンなどで録画し，見返してみるとよいでしょう。自分が映った映像を見返すと，自分の身振り手振りが必要以上に気になるものです。そのため，自分以外のもう1人にも映像を見てもらい，自分の特徴について客観的な意見をもらうことが重要です。

参考文献

1) Plasek JM, et al. The role of nonverbal and verbal communication in a multimedia informed consent process. Appl Clin Inform. 2011 Jun 29；2(2)：240-9.［PMID：23616873］

2) Plusquellec P, et al. The 1000 most cited papers on visible nonverbal behavior：a bibliometric analysis. Journal of Nonverbal Behav. 2018；42：347-77.

3) Hostetter AB. When do gestures communicate? A meta-analysis. Psychol Bull. 2011 Mar；137(2)：297-315.［PMID：21355631］

4) Obermeier C, et al. A speaker's gesture style can affect language comprehension：ERP evidence from gesture-speech integration. Soc Cogn Affect Neurosci. 2015 Sep；10(9)：1236-43.［PMID：25688095］

5) Gerwing J, et al. Body-oriented gestures as a practitioner's window into interpreted communication. Soc Sci Med. 2019 Jul；233：171-180.［PMID：31203145］

6) Degutyte Z, et al. The Role of Eye Gaze in Regulating Turn Taking in Conversations：A Systematized Review of Methods and Findings. Front Psychol. 2021 Apr 7；12：616471.［PMID：33897526］

7) Duggan P, et al. Physicians'Nonverbal Rapport Building and Patients'Talk About the Subjective Component of Illness. Human Communication Research. 2001；27(2)：299-311.

8) Rauthmann JF, et al. Eyes as windows to the soul：Gazing behavior is related to personality. Journal of Research in Personality. 2012；46(2)：147-56.

9) Roslan NS, et al. Neural correlates of eye contact in face-to-face verbal interaction：An EEG-based study of the extraversion personality trait. PLoS One. 2019 Jul 25；14(7)：e0219839.［PMID：31344061］

10) Kleberg JL, et al. Delayed gaze shifts away from others'eyes in children and adolescents with social anxiety disorder. J Affect Disord. 2021 Jan 1；278：280-7.［PMID：32977266］

11) Pavic K, et al. Age-related changes in gaze behaviour during social interaction：An eye-tracking study

with an embodied conversational agent. Q J Exp Psychol(Hove). 2021 Jun；74(6)：1128-39.［PMID：33283649］

12）Lecat P, et al. Improving Patient Experience by Teaching Empathic Touch and Eye Gaze：A Randomized Controlled Trial of Medical Students. J Patient Exp.2020 Dec；7(6)：1260-70.［PMID：33457574］

13）ポール・L・ワクテル(著)，杉原保史(訳)．心理療法家の言葉の技術―治療的コミュニケーションをひらく．第2版．金剛出版，2014.

14）Bartels J, et al. Eloquent silences：A musical and lexical analysis of conversation between oncologists and their patients. Patient Educ Couns. 2016 Oct；99(10)：1584-94.［PMID：27156659］

15）DePaulo BM, et al. Cues to deception. Psychol Bull. 2003 Jan；129(1)：74-118.［PMID：12555795］

16）The global deception research team. A world of lies. J Cross Cult Psychol. 2006 Jan；37(1)：60-74.［PMID：20976033］

17）Denault V. Misconceptions About Nonverbal Cues to Deception：A Covert Threat to the Justice System? Front Psychol. 2020 Nov 2；11：573460.［PMID：33224068］

18）Denault V, et al. Justice at risk！An evaluation of a pseudoscientific analysis of a witness'nonverbal behavior in the courtroom. The Journal of Forensic Psychiatry. 2018；29(2)：221-42.

19）Vacharkulksemsuk T, et al. Strangers in sync：Achieving embodied rapport through shared movements. J Exp Soc Psychol. 2012 Jan；48(1)：399-402.［PMID：22389521］

20）Koole SL, et al. Synchrony in Psychotherapy：A Review and an Integrative Framework for the Therapeutic Alliance. Front Psychol. 2016 Jun 14；7：862.［PMID：27378968］

21）宮澤幸希．コミュニケーション研究における ELAN の活用―音声・映像データへのアノテーション．日音響会誌．2019；75(6)：344-50.

22）Özyürek A. Hearing and seeing meaning in speech and gesture：insights from brain and behaviour. Philos Trans R Soc Lond B Biol Sci. 2014 Sep 19；369(1651)：20130296.［PMID：25092664］

23）Stolicyn A, et al. Prediction of depression symptoms in individual subjects with face and eye movement tracking. Psychol Med. 2022 Jul；52(9)：1784-92.［PMID：33161920］

6 会話を上手に進める コミュニケーション

　これまで，医療者のコミュニケーションとして，患者さんのやる気を引き出す4つのかかわり(OARS)や情報の伝え方，非言語コミュニケーションについて紹介してきました。本項では，患者さんとの会話を上手に進めるテクニックとして，医療者の複数の行動の組み合わせ(コンビネーション技)について紹介します。

> **CASE**　肥満症の40歳男性Aさん〔身長165 cm，体重98 kg，BMI＝36，睡眠時無呼吸症候群(SAS)＋，高血圧＋〕。大学時代，運動部に所属していたAさんは大学卒業後，飲酒量の増加と運動機会の減少，不規則な食生活により体重が増加し，毎年の健康診断で要再検査・要治療の指摘を受けるようになった。睡眠時無呼吸の影響で仕事中にうとうとしてしまうことも多く，上司から医療機関の受診を勧められている。40歳になり特定健診を受けたところ，生活習慣病のリスクが高いことから，保健指導を受けることになった。

具体的な行動計画に移ってよいか"探り"を入れる

　患者さんを支援するためには，患者さんから話を聴くだけでなく，医療者が医学的な情報を提供することが欠かせません。医療者が行う情報提供の目的は，患者さんの予後改善やQOL向上，スムーズな意思決定の支援であり，そのためには患者さんとのコミュニケーション・ギャップをできる限り少なくするかかわり方が求められます。その方法が2-4で説明したEPE(Elicit, Provide, Elicit＝引き出す，提供する，引き出す)という情報交換のアプローチです(p.60)。一方，患者さんとの面接のなかで，医

療者が"そろそろ次のステップの話(または具体性の高い話題)をしてもよい
かな？"と、迷う状況は日常的に珍しくないでしょう。例えば CASE で
は、EPEで情報交換を行った後、患者さんが取り組みたい気持ちがある
一方で行動を起こすことができないでいるのか、それとも行動を起こす
気持ちがなく、ただ建前として言っているだけかの判断がつかない場合
が該当します。「患者さんに取り組む意欲がある」と医療者が判断した場
合には、次の話題に移ることは自然なことです。しかし、医療者が患者
さんの本心をつかめていない場合には、"探りを入れるテクニック"が有
効です。これは医療者からの具体的な案を提示する前に、具体的な行動
計画に話を進めるのか、またはもうちょっとモチベーションを高めるよ
うな会話を進めていくのか、患者さんの反応によって医療者のかかわり
を判断するための手法です[1]。具体的には図2-5のように、これまで患
者さんが話した内容のうち「患者さんが変えたいと考えている状況」に関
連する話題を要約して提示し、その後に簡潔な質問を組み合わせます。
この簡潔な質問は今後の面接におけるターニングポイントとなる会話を
引き出すことから、「カギとなる質問」(Key question)とよばれています。

　カギとなる質問のポイントは、患者さんにプレッシャーを極力与えな
い言い回しをすることです[1]。例えば「運動をしてみませんか？」といっ
た閉じた質問は、質問という名の"行動計画の提案"であり、かえって変
化への抵抗を引き出してしまいます。医療者から"現状を変える必要が
ある"という暗黙の非難ともなりうる質問をされると、患者さんは現在
の自分を否定されたかのように感じ、現状を維持しようとする「運動は
ちょっと……」のような発言が生じやすくなります。ここで用いるべき
は、患者さんがどう考えているかをフラットに尋ねる「開かれた質問」で
す〔→ 2-2(p.45)〕。余計なプレッシャーを与えない開かれた質問をするこ
とで、患者さんの素直な考えを引き出しやすくなります。

患者さんが考える時間を確保するための「含みのある沈黙」を！

　先述した要約の提示とその後のカギとなる質問を有効活用するために
は、カギとなる質問の後に、患者さんがゆっくりと考える間(含みのある

A さん

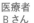

医療者
B さん

〈Elicit〉今の体重や高血圧，睡眠時無呼吸症候群（SAS）について，どんなことをご存じですか？

前に病院に行ったときに心臓への負担が大きいと言われましたが，仕事が忙しくてなかなか病院に行く時間がとれなくて……。

お仕事が忙しいとついつい自分のことは後回しになってしまいますよね。

そうですね。妻からも「お酒を減らして」とか「いびきがひどいのでどうにかして」と言われているのですが，いまさらそんなこと言われても……という感じです。

奥様に言われるから何とかしなければいけないと思う一方で，何から手を付けていいのかわからない状況なのですね。よろしければ今の A さんの状態について少しお話ししても構いませんか？

はい，お願いします。

〈Provide〉お酒を飲むといびきがひどくなったりしませんか？ 実はお酒は……（略）……。

やっぱりお酒は睡眠にも悪いのですね。

〈Elicit〉そうですね……。今の話を聞いていかがですか？

んー，お酒を減らしたら身体にもよいし，妻からいびきがうるさいと言われるのが減るのかなと思いましたが……。でもいきなり0は難しいなーって。妻が自分の身体を心配してくれていろいろ言ってくれるのはわかるのですが，飲まないとやっていられないかというか。

〈要約〉ここまでをまとめると，奥様が心配してくれてる気持ちはわかっていて，何とかしないといけないと思っている。一方，仕事が忙しい今，いきなりお酒を0にするのは難しいけれど，休肝日をつくると身体にもよいし，夫婦関係も良好になるかもしれないとも考えている。ということですね。

そうですね。一度にたくさんのことはできないので。んー……。

（つづく）

図 2-5　CASE における A さんと医療者の会話

〈カギとなる質問〉……どうしましょうね？（投げやりな言い方ではなく，穏やかな口調で）

そうですね……。

（心理的安全性に配慮し，優しく見つめながら**沈黙**を意識的に設ける）

……毎日妻から小言を言われるのも嫌なので，休肝日を設けようと思います。

図 2-5　CASE における A さんと医療者の会話（つづき）

沈黙）をとることも大切です。患者さんとの面接で間ができることを恐れて，医療者が次から次へと質問をしたり，言葉を投げかけたりしてしまうことは珍しくありません。反対に目的を十分に吟味することなく後先なく間をとることは，患者さんにとって医療者から距離を感じたり，関心がないように感じたりしてしまうため，治療関係を悪くするといわれています[2]。心理療法の専門家は，含みのある沈黙を，患者さんの内省や感情表現を促すためなど患者さんの行動を待つ場合や，セラピストが共感を暗に伝える場合など，目的に沿った形で有効活用します[3]。慣れないうちは面接のなかの沈黙は医療者の不安を掻き立てるものですが，面接のなかで医療者がせかせかとした雰囲気でいては，患者さんは「選択できず悩んでいて申し訳ない」と医療者に対する罪悪感を覚えかねません。あたたかく見守るような雰囲気をつくって，心理的安全性を確保することは，意思決定を支援するうえでとても重要です。

＊

　コミュニケーションとは，医療者または患者さんが会話のキャッチボールを１回だけして終わるものではありません。会話のような言語的なコミュニケーションはもちろんのこと，沈黙やジェスチャー，あたたかい表情や眼差しで見守るなど非言語的なコミュニケーションが連鎖して，私たちのコミュニケーションは成り立っています〔→前項(p.66)〕。会話の先の展開を予想することは，面接の場数を踏み患者さんとのやり取りの経験が増えることで徐々に可能になってくるものです。そのなかで

今回紹介した，いわば「かかわり方の公式」を用いると，日々の臨床が
ちょっと楽になるかもしれません。また **CASE** の事例では，おそらく
Aさん自身は，奥さんが自分の身体のことを思ってくれている気持ちを
理解していながら，医療者には「奥さん（小言）がうるさい」と伝えていま
す。このあたりはAさんが奥さんの期待に応えたい，または夫婦関係
を壊したくないという本音を，恥ずかしさから医療者に素直に表現でき
ない気持ちを理解したうえで，Aさんの価値観として家族の重要度が高
いことを医療者がアセスメントするなど，患者さんの言葉の裏にある本
音に配慮してかかわることも必要といえるでしょう。

今回のまとめ

- EPEを用いたとしても，相手の準備性に合わせて医療者のかかわりを変
  える必要がある。
- 大切な会話の後には，患者さんが十分に考えられるように"間をとるこ
  と"も重要。
- コミュニケーションは複数のかかわりの連鎖であることを意識しよう。

「かかわり方の公式」を用いる際のコツ

- 慣れないうちは，面接が始まる前に「今日はこのコミュニケーショ
  ン技法を使ってみよう！」と意識して取り入れることからはじめま
  しょう。
- 沈黙の前後では会話のテンポも少しゆっくりにし，患者さんが心理
  的安全性を感じられるように，穏やかな声色や表情を心がけるとよ
  いでしょう。
- 公式はあくまで面接をスムーズに行うためのものです。医療者のテ
  クニックをみせるためのものではありませんので，「公式を行うた
  めの面接」にならないように気をつけましょう。

参考文献

1) ウイリアム・R・ミラー，他(著)，原井宏明(監訳). 動機づけ面接. 第 3 版. 上. 星和書店, 2019.

2) Lane RC, et al. Silence as communication in psychodynamic psychotherapy. Clin Psychol Rev. 2002 Sep；22(7)：1091-104.［PMID：12238247］

3) Hill CE, et al. Therapist use of silence in therapy：a survey. J Clin Psychol. 2003 Apr；59(4)：513-24. ［PMID：12652641］

知っておきたい電話応対とその練習法

　医療者にとって電話を使ったコミュニケーションは日常的な業務であり，社会人のビジネスマナーとしても欠かすことのできないものです。電話応対に慣れないうちは"電話が鳴ったらどうしよう……"と不安に感じ，電話のそばにいたくなくなるものです。電話応対は音声のみで行うコミュニケーションであり，対面でのコミュニケーションとはまた違った心配りが必要です。

◆ 電話応対の練習

　電話応対についてはさまざまなビジネス書が出版されていますが，どの書籍にも共通して書かれているものが，①電話の第一声は明るく，②ハキハキとした口調で，③相手に合わせたスピードで話す，以上の３つです。暗い声でぼそぼそ，早口での電話応対は事務的で誠実ではない印象を与えてしまうため，気を付けましょう。もしあなたが電話応対に自信がない場合には，カンペをつくり，それを実際に声に出して読み上げてみることも大切な練習です。電話で話す適切な速度は１分間に 350 文字といわれており，350 文字の文章を１分間で読み上げてみる練習がビジネスでの電話応対の練習法として挙げられています[1]。このような１人での練習を終えた後は，同僚や友人に付き合ってもらって電話応対のロールプレイを行ってみましょう。電話応対はある程度慣れが必要です。本番前にロールプレイを行ってみることで，実際に電話に応対するときの不安を減らすことができます。ロールプレイを行うこと自体にも不安を感じている場合には，先輩の電話応対を見学させてもらい，実際の受け答えのセリフなどを逐語に起こして，それを真似てみることからまずははじめてみるのがおすすめです。

◆ 患者さんご本人または関係者を名乗る方からの電話応対

　患者さんご本人を名乗る方から電話をいただいた場合，本人であるかを確認しないままに患者さんに関する情報をお伝えするのは，個人情報の流出につながる可能性があります。例えば電話で「そちらを受診している〇〇ですが，次回の予約日を忘れてしまって……。次回の予約はいつでしたっけ？」と尋ねられて安易に予約日をお伝えしてしまうと，仮にご本人からの問い合わせでない場合には，特定の時間帯に病院を受診するという情報を第三者に伝えてしまうことになります。そのため，たとえ本人と名乗る電話であっても，本人確認を行う必要があります。本人確認の方法はさまざまですが，把握している電話番号にこちらからかけ直すことが一般的です[2]。またその際に，本人しか知りえない情報を確認することも現場で多く用いられています。

　患者さんのご家族など関係者の方から患者さんご本人に関することで問い合わせを受けた場合は，より慎重に対応する必要があります。たとえ患者さんのご家族であると確認ができた場合であっても，患者さんご本人の同意が得られない状況では，その患者さんに関する情報をお伝えするのは守秘義務に反することとなります。そのため，患者さんの関係者がステークホルダーとして医療機関側との連絡を担うと考えられる場合には，事前に"誰に，どんな情報を，どの程度お伝えしてよいのか"，患者さんご本人に同意を得ておくとよいでしょう。

　唯一，患者さんの同意なくご家族や関係者の方に医療機関から連絡を差し上げる場合があります。それは自傷他害の可能性や生命に関する危機が迫る場合です。医療の目的は患者さんの健康や公共の福祉であり，それを著しく損なう危険性がある場合には必ず上長に確認し，迅速に対応する必要があります。いざという場合に備えて職場でワークフローなどを確認しておきましょう。精神科などでは受診時の同意項目として，自傷他害の可能性が考えられる場合には，第三者に連絡する旨の項目が盛り込まれていることも珍しくあ

りません。

参考文献
1）尾形圭子．新版　電話応対＆敬語・話し方のビジネスマナー．西東社，2020.
2）三瓶舞紀子．看護の現場ですぐに役立つ患者接遇のキホン―ナースのためのスキルアップ
　　ノート．秀和システム，2018.

第 3 章

状況に即した
コミュニケーション法
の選択

1 患者さんの意思決定を
SDM で支援する

　科学的知見などを活用する医療である Evidence-Based Medicine（EBM）に
おいても，患者さん中心の視点は欠かすことができません[1]。こうした
医療を実現するために近年注目を集めているのが，患者さんと医療者が
ともに意思決定に参加する共同意思決定（Shared Decision Making：SDM）で
す。SDM を伴わない EBM は，医療者による患者さんへの押し付けに
なるといえるかもしれません。

　SDM の実践に当たり，私たち医療者と患者さんでは治療選択の考え
方にはギャップがあること[2]，それを埋めるためにはコミュニケーショ
ンが必要であることを理解しておく必要があります。近年の研究では，
よりよい SDM の実践が患者さんの治療満足度を向上させることが明ら
かになっています[3]。また 2009 年頃から SDM に関する研究が増加傾向
にあるなど[4]，患者さん中心の意思決定の重要性が認識されつつありま
す。

必須構成要素と Three-talk モデル

　SDM の必須構成要素として，①少なくとも医療者と患者さんが関与
すること，②両者が情報を共有すること，③両者が希望の治療について
合意を形成する段階を踏むこと，④実施する治療についての合意に至る
こと，の4点が挙げられています[5]。SDM では，これらに加えて意思
決定のプロセスを重視します。図 3-1 は，1）チーム・トーク，2）オプ
ション・トーク，3）ディシジョン・トークという3つのステップで話し
合いの内容を明確化した Three-talk モデルです[6]。医療者にはこのモデ
ルに基づいて，患者さんの意思決定がよりよいものになるように支援し
続ける姿勢が望まれます。

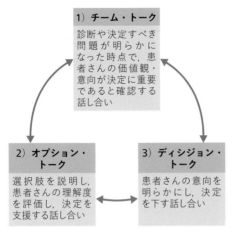

図 3-1　Three-talk モデル

1）チーム・トーク

診断や決定すべき問題が明らかになった時点で、患者さんの価値観・意向が決定に重要であると確認する話し合い

2）オプション・トーク

選択肢を説明し、患者さんの理解度を評価し、決定を支援する話し合い

3）ディシジョン・トーク

患者さんの意向を明らかにし、決定を下す話し合い

図 3-1　Three-talk モデル
3 つのトークは円状に循環している。これは意思決定に関する 3 つのトークが単一的なものではなく、それぞれ影響を与え合っていることを表している。
（Elwyn G, et al. A three-talk model for shared decision making：multistage consultation process. BMJ. 2017 Nov 6；359：j4891.[PMID：29109079]をもとに作成）

表 3-1　治療方針決定の 3 つのアプローチとその特徴

	パターナリズム	インフォームド・コンセント	SDM
治療情報の方向	医療者→患者	医療者→患者	医療者↔患者
価値観や生活情報の方向	医療者→患者	患者→医療者	医療者↔患者
治療方針の検討者	医療者のみ	患者 （家族、ほか）	医療者と患者 （家族、ほか）
最終的な治療方針の決定者	医療者	患者	医療者と患者

〔Charles C, et al. Decision-making in the physician-patient encounter：revisiting the shared treatment decision-making model. Soc Sci Med. 1999 Sep；49(5)：651-61.[PMID：10452420]をもとに作成〕

効果的な SDM の普及をめざして

　医療者が治療方針を決定する際の代表的なアプローチであるパターナリズム、インフォームド・コンセント、SDM の特徴をそれぞれ表 3-1[5]に示しました。SDM では医療者と患者さんは価値観を共有したうえで協働して治療方針を決定できることがわかります。

　それでは日本における実施状況はどうなっているでしょうか？　例えば炎症性腸疾患の患者さんに対して実施された日本の調査では、56%の患者さんが SDM を非常に重要だと感じていました[7]。しかしながら、

都内10区2市の診療所内科医に対する郵送調査によると，2014年時点でSDMが実施されている割合は14.6%にとどまることが報告されています[8]。

SDMの普及を妨げる要因の1つに，「時間がかかる」という誤解が挙げられます。一方，患者さんとのかかわりのなかでステップに適した会話を用いることで，2分程度の時間でもSDMを実践できる可能性が示唆されています[9]。以下で具体例を見てみましょう。

1）会話の実例

Epsteinらによる論文では，患者さんの物事のとらえ方や好みを理解する際には，「今の話を聞いてどう感じましたか？」と開かれた質問を行うことを紹介しています[9]。また医療者と患者さんの間でパートナーシップを結ぶ際には，「どの治療法を選ぶか迷っているかもしれませんが，できる限りあなたが納得した治療法を選択できるようサポートしたいと思います」などの意思表明の言葉かけを行うことを紹介しています[9]。

提示した治療法に対して確実性の高いエビデンスが認められていない場合には，その旨を伝えたうえで情報を提供することも推奨しています[9]。具体的には「まだ明確ではありませんが，最近の研究ではこのように示されています」のように，最新の情報を知りたい患者さんの気持ちに寄り添って，不確かなエビデンスの状況を含めた現時点での情報を提供することも必要と考えられています。

さらに，各治療のリスク・ベネフィットに加えて「医療者の考え」を伝えることも，患者さんが意思決定する際の重要な情報源となります[10]。そのため治療方針については「医療者として○○が気掛かりですが，あなたの△△については現時点では□□がよいと思っています」と示すことも，患者さんが望む情報の形といえます。

そして最後は理解度と同意を確認するための質問として，「これまでお話ししてきた点についてどうお考えですか？」などの開かれた質問で，患者さんの受け止め方を確認します。情報提供の前後に開かれた質問を行う手法は，2-4(p.60)で紹介したEPEと同様です。

別の研究では，SDM を円滑にする会話として，以下のような例を示しています[11]。

①選択肢と結果を分けて，まず治療の選択肢の内容を明確に伝える

　例）あなたの症状だと 2 つの治療の選択肢があります。1 つは X，もう 1 つは Y です。最初に説明した X のよい点と悪い点は……。

②患者さんの価値観について話し合いながらサポートする

　例）選択する際に，ほかにどんなことを考慮する必要がありますか？あなたが大切と考える○○はどうでしょうか？

③患者さんの決定をサポートする

　例）今一緒に決めることもできますが，少し考える時間を設けたり，ほかの人と相談したり，家族と一緒に決めたりしたいと思うかもしれません。別の機会に相談することもできます。あなたにとって何が一番よいでしょうか？

　SDM に慣れないうちは，はじめの一歩として，このような会話例の 1 つを日常臨床に取り入れてみることからはじめてみるとよいかもしれません。

実践するうえで押さえておきたいポイント

　成人患者さんの肺炎球菌のワクチン接種率に対する SDM の影響を調べた研究[12]では，SDM のプロセスを a)患者さんの活性化，b)双方向の情報交換，c)双方向での選択肢の検討という 3 つの側面から評価しています。その結果，実施者によって効果が異なることが示されました。具体的には，a)は医師より看護師が行う場合やテキストで支援を行う場合に高まること，b)は医師より看護師が行う場合に高まること，c)は看護師より医師が行う場合に高まることが報告されています。

　また日本の研究では，患者さんと医師が 1 対 1 で意思決定を共同するよりも，看護師が入り 3 人一組で実践するほうが，患者さん・医師ともに評価が高くなることが示されています[13]。

　現時点では誰がどのように患者さんと SDM を実践するかについて，

まだ研究数は少なく議論の余地はあります。とはいえ医師が患者さんと直接対話をするだけでなく，リーフレットを活用してテキストベースで支援したり，看護師など他職種がかかわったりすることも欠かせない視点でしょう。

さらに患者さんが抑うつ状態にある場合には，SDM に悪影響を及ぼすことが報告されており[14]，研究のホットトピックとしても SDM とうつの関連は注目されています[4]。意思決定の際には患者さんのメンタルヘルスにも気を配る必要があるでしょう。

患者さんが意思決定に迷っている場合，ただ決断を待つのではなく，医療者がその背景にも目を向けてともに考える姿勢をもつことが，よりよい医療には欠かせません。

今回のまとめ

- SDM を伴わない EBM は，患者さんへの押し付けになる。
- 医療者には患者さんの意思決定がよりよいものになるように，支援し続ける姿勢が望まれる。
- 患者さんの意思決定には，看護師など他職種の関与も重要である。

SDM を実践するコツ

慣れないうちは，今回紹介した SDM のモデルやアプローチ，会話例をすべての面接に組み込むことは至難の業です。SDM を日常臨床に違和感なく取り入れるためには，会話例の 1 つを臨床で使ってみることからはじめ，徐々に面接全体を Three-talk モデルのプロセスで構造化するといったボトムアップな取り入れ方がおすすめです。

参考文献
1) Hoffmann TC, et al. The connection between evidence-based medicine and shared decision making. JAMA. 2014 Oct 1；312(13)：1295-6.[PMID：25268434]
2) Devereaux PJ, et al. Differences between perspectives of physicians and patients on anticoagulation in patients with atrial fibrillation：observational study. BMJ. 2001 Nov 24；323(7323)：1218-22.[PMID：11719412]

3） Luo H, et al. Association of shared decision making with inpatient satisfaction：a cross-sectional study. BMC Med Inform Decis Mak. 2021 Jan 25；21(1)：25.[PMID：33494744]

4） Lu C, et al. Trends in Shared Decision-Making Studies From 2009 to 2018：A Bibliometric Analysis. Front Public Health. 2019 Dec 18；7：384.[PMID：31921749]

5） Charles C, et al. Decision-making in the physician-patient encounter：revisiting the shared treatment decision-making model. Soc Sci Med. 1999 Sep；49(5)：651-61.[PMID：10452420]

6） Elwyn G, et al. A three-talk model for shared decision making：multistage consultation process. BMJ. 2017 Nov 6；359：j4891.[PMID：29109079]

7） Morishige R, et al. Preferences Regarding Shared Decision-Making in Japanese Inflammatory Bowel Disease Patients. Adv Ther. 2017 Jan；33(12)：2242-56.[PMID：27807816]

8） 久我咲子，他．Shared decision making を実践する医師の特徴―都内 10 区 2 市の診療所内科医に対する郵送調査．日プライマリケア連会誌．2016；39(4)：209-13.

9） Epstein RM, et al. Communicating evidence for participatory decision making. JAMA. 2004 May 19；291(19)：2359-66.[PMID：15150208]

10） Mazur DJ, et al. The role of doctor's opinion in shared decision making：what does shared decision making really mean when considering invasive medical procedures?Health Expect. 2005 Jun；8(2)：97-102.[PMID：15860050]

11） Stiggelbout AM, et al. Shared decision making：Concepts, evidence, and practice. Patient Educ Couns. 2015 Oct；98(10)：1172-9.[PMID：26215573]

12） Kuehne F, et al. Shared Decision Making Enhances Pneumococcal Vaccination Rates in Adult Patients in Outpatient Care. Int J Environ Res Public Health. 2020 Dec 7；17(23)：9146.[PMID：33297552]

13） Goto Y, et al. Association between physicians'and patients'perspectives of shared decision making in primary care settings in Japan：The impact of environmental factors. PLoS One. 2021 Feb 10；16(2)：e0246518.[PMID：33566830]

14） Mahlich J, et al. Shared Decision-Making and Patient Satisfaction in Japanese Rheumatoid Arthritis Patients：A New"Preference Fit"Framework for Treatment Assessment. Rheumatol Ther. 2019 Jun；6(2)：269-83.[PMID：31049848]

3

状況に即したコミュニケーション法の選択

2 動機づけ面接(MI)で患者さんの意欲を引き出す

　近年，たとえ有効な治療法があったとしても，その治療を継続すべき患者さんのアドヒアランス(遵守)の低下がアウトカムに悪影響を及ぼすことが問題視されています[1]。患者さん中心の医療が尊重されるなかで，患者さんの意思と一致する方向の治療意欲を引き出すことは，医療者にとって大きな課題です。本項では，患者さんの変化への動機づけを高め，行動変容を促す医療者のコミュニケーション・スタイルである動機づけ面接(Motivational Interviewing：MI)について，CASE を通して紹介します。

> CASE　50歳男性の会社員Aさん。4年前から，深酒をした翌日の欠勤が目立つようになり，家族の勧めで精神科を受診。医師から「アルコール依存症」と診断される。しかしAさんは欠勤の理由は"アルコールの問題ではなく，仕事が自分に合わないこと"であり，飲酒は"依存ではなく，ストレス発散と仕事の付き合いのために欠かせない"ためで，"仕事のストレスがなくなればいつでも飲酒は止められる"と発言している。

MI でどのように患者さんの行動変容を促すのか

　MI とは，その人自身が変わるための動機づけおよびコミットメントを強めるコミュニケーション・スタイルです。MI では，多くの人はAさんのように「変わろうとする理由」と「今のままでいる理由」を持ち合わせているものと考えます(図3-2)。これを両価性とよびます。Aさんのように両価性で膠着状態にある患者さんに対して，医療者が指示的なス

変わろうとする理由
・家族が言うから
・仕事に支障があるから
・お金がかかるから

今のままでいる理由
・ストレス発散のため
・仕事の付き合いで必要だから
・楽しみがなくなるから
・お酒が好きだから

図 3-2　A さんの両価性

動機づけの低い患者さんの場合，「今のままでいる理由」である維持トークを十分話した後に，「変わろうとする理由」であるチェンジ・トークを話し始めることが多い。

タイルで変化(禁酒)を促すと，変化と反対方向への発言(例：自分はアルコール依存ではない)と医療者へのネガティブな認識(例：医療者はうるさいやつだ)が生じます。また，傾聴的なスタイルで会話の方向性を決めずに患者さんの発言をただ受け入れるだけでは，問題の解決にはつながりません。そのため，MI では患者さんの両価性を認めたうえで，指示をするのではなく患者さん自身から変化につながる発言を引き出し，特定の方向への行動変容を促していきます。

　このようなかかわりを特徴とする MI は，一般的なかかわりと比べて，薬物療法のアドヒアランスの向上[2]，アルコールに関連する問題の改善[3]，肥満症者に対する減量の促進[4]，保護者が乳幼児に受けさせる予防接種率の向上[5]などが報告されています。

4つのプロセスに応じた面接を心がける

　MI では面接のプロセスを 4 つに分類しています(図 3-3)。A さんの CASE を参考に，プロセスごとの特徴をみていきましょう。

1)かかわる

　このプロセスの目的は，関係性の構築と患者さんが望む支援の理解です。医療者はアセスメントのための質問やアドバイスをしたくなる気持ちを抑えて〔→ 1-1(p.2)〕，患者さんが話す内容に追従し，その人なりの

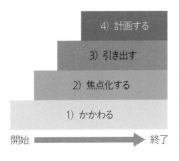

図 3-3　**面接の 4 つのプロセス**

1)では情報収集ではなく，患者さんを理解する。
2)では戦略的な方向づけと目標設定を行う。
3)では患者さんの目標と関連するチェンジ・トークを引き出す。4)では具体的で実行可能性の高い計画を立てる。

頑張りを認めることで共感の姿勢を示します。このプロセスでは，変化の方向性と反対の会話〔現状維持の発言ということから，維持（サステイン）トークとよばれます〕であっても耳を傾けることが重要です。 CASE では，Aさんが話す内容の「仕事がストレスであること，飲酒が仕事の付き合いで欠かせないものである」という内容を否定せずに，Aさんが家族のためにプライベートな時間も削って仕事に打ち込み頑張っていることなどを認めていきます。

2）焦点化する

このプロセスの目的は，面接に方向性を与えるための 1 つ以上のゴールやめざすべき結果の具体化です。1)との違いは，医療者がただ患者さんの会話に追従するのではなく，ゴールや方向性を探って倫理的に妥当な方向へ導くことにあります。 CASE では，1)でAさんが大切にしていると話す価値観に触れ「（Aさんが大切にされている）仕事やご家族のために，どんなことをこの場で話し合えるとよいでしょうか？」などの会話によって，めざすべき方向を探っていきます。

3）引き出す

このプロセスの目的は，変化に向けての両価性の解消を支援し，患者さんの行動変容につながるチェンジ・トークとよばれる，行動変容につながるポジティブな発言（例：このままではいけないと思っている）を引き出すことです。面接中に引き出された行動変容に関する発言は，その後の実際の行動変容を予測することが明らかになっています[6]。 CASE で

は，医療者は「ご自身では来院を必要と感じない一方，何が本日の受診の背中を押したのでしょうか？」などの質問を通して，飲酒によって得られる結果と相反するAさんの価値観（大切にしている家族など）や変化に関する前向きな発言を引き出し，変化への抵抗を解体していきます。

4）計画する

　このプロセスの目的は，患者さんが行動を確立しやすくするように，具体的で実行可能性が高い計画を立てることです。また，立てた計画を患者さんに人前で表明してもらうことや，知り合いからどういった支援が得られるか患者さんのアイデアを引き出すこと，患者さんに日記やスマートフォン，ウェアラブルデバイスなどで変化につながる指標をモニタリングしてもらうことも，動機づけを高めます。 CASE では，Aさんが大切にする仕事や家族のために何ができるかといった話題を取り上げて，具体的な方法を定めてそれらの実現のためにAさんが頑張っていることを日記に記録してもらうことなどが挙げられます。

MI には限界があることを理解しておく

　MIは行動変容を促すためのアプローチとして有益ですが，面接の対象となる患者さんに両価性がみられない場合にはおすすめできません。これまでの研究で，動機づけが高い患者さんに対してMIを用いると，かえって行動変容の妨げとなることが報告されています[7]。そのため，変わろうとする動機づけが高い患者さんにはMIではなく，より問題解決的なかかわりや具体的な計画を練るほうがよいでしょう。

　またMIは患者さんの動機づけを引き出し，コミットメントを強化するかかわりです。医療者がMIを用いても，最終的な意思決定は患者さんの選択に委ねられます。医療者が患者さんの行動変容を促そうとする姿勢は，医療福祉的観点から大切です〔→ 1-2(p.10)〕。しかし，個人や公共の利益が害されないと判断される状況において，全く変わる意思がない患者さんに対して，医療者の価値観に基いた方向に無理に行動変容を促すことは，患者さんの選択権を侵害することになります。

すべての患者さんに MI を適用するのではなく，MI の限界を知った
うえで目の前の患者さんに本当に必要なかかわりを医療者が見極めるこ
とが，よりよい医療につながると考えられます。

今回のまとめ

- MI は変わりたい気持ちを与えるのではなく，引き出していくコミュニケーション・スタイルである。
- 4 つのプロセスを意識して患者さんとかかわることで，よりよい面接となる。
- 時には MI を使わない選択が，患者さんにとってよい結果につながることもある。

MI を実施するコツ

私たち人間は変わりたい気持ちと今のままにとどまりたいという両価
的な気持ちを抱えているということを念頭におき，患者さんとかかわ
ることが重要です。

またこの考えは，私たち医療者自身の行動を考えるうえでも役立ちま
す。多くの方が健康や美容のために運動をしようと思う一方で，運動
が続かなかった経験をされていると思います。ここでのポイントは，
"なぜ運動が続かなかったのか"というできなかった理由ではなく，運
動をしようと思い立ったきっかけやそのときの感情に目を向けること
です。面倒くさがりな自分に，運動をしようと思わせてくれたそのと
きの感情に気づくことで，自然と"このままではいけない"という気持
ちが引き出されるはずです。

参考文献
 1）Nieuwlaat R, et al. Interventions for enhancing medication adherence. Cochrane Database Syst Rev. 2014 Nov 20；2014(11)：CD000011.［PMID：25412402］
 2）Easthall C, et al. A meta-analysis of cognitive-based behaviour change techniques as interventions to improve medication adherence. BMJ Open. 2013 Aug 9；3(8)：e002749.［PMID：23935093］
 3）Carey KB, et al. Individual-level interventions to reduce college student drinking：a meta-analytic review. Addict Behav. 2007 Nov；32(11)：2469-94.［PMID：17590277］
 4）Armstrong MJ, et al. Motivational interviewing to improve weight loss in overweight and/or obese pa-

tients : a systematic review and meta-analysis of randomized controlled trials. Obes Rev. 2011 Sep；12
(9)：709-23.[PMID：21692966]

5) Gagneur A, et al：A postpartum vaccination promotion intervention using motivational interviewing techniques improves short-term vaccine coverage：PromoVac study. BMC Public Health. 2018 Jun 28；18(1)：811.[PMID：29954370]
6) D'Amico EJ, et al. Group motivational interviewing for adolescents：change talk and alcohol and marijuana outcomes. J Consult Clin Psychol. 2015 Feb；83(1)：68-80.[PMID：25365779]
7) Rohsenow DJ, et al. Motivational enhancement and coping skills training for cocaine abusers：effects on substance use outcomes. Addiction. 2004 Jul；99(7)：862-74.[PMID：15200582]

3 行動の確立を支援する

　第3章ではこれまで，患者さんの意思決定や動機づけを高めるかかわりについて説明してきました。実際の面接のなかで「（患者さんが）○○に取り組んでみます」と話していたにもかかわらず，次回お会いした際に患者さんから「いやー，まだできていないです」と言われるなど，実際の行動が確立されていない場面に遭遇したことのある医療者は珍しくないのではないでしょうか。このような場合，私たち医療者は患者さんの動機づけの低さに原因を帰属しがちですが，もしかすると患者さんと医療者の間で取り決めた内容のハードルが患者さんにとっては高過ぎたのかもしれません。本項では，意思決定や動機づけを高めた後に，実際に行動を確立するための方法について紹介します。

> **CASE**　16歳高校生Aさんは，夜に友人とスマートフォンでオンラインゲームをする機会が増えてから徐々に就寝時刻が遅くなり，午前中の授業には起きられず欠席することが多くなった。また学校に行くことができても授業中に眠ってしまうことが多く，先生から注意されることが増えた。両親がAさんのスマートフォンの夜の利用を制限するも遅刻が続き，「このままではAは留年する」と考えたAさんのご両親の強い希望で受診することとなった（図3-4）。

タスクを個々の要素に分解して分析する

　患者さんの発言と実際の行動確立におけるギャップは，医療者にとって永遠のテーマです。**CASE**のように患者さんが朝起きられないという場合に，問題解決を急ぐあまり患者さんが望んでいないアドバイスを

A さん

医療者
B さん

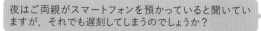
朝起きられなくて，学校に遅刻してしまうんです。

夜はご両親がスマートフォンを預かっていると聞いていますが，それでも遅刻してしまうのでしょうか？

そうなんです。なかなか起きられなくて……。このままだと昼間もスマートフォンを使っちゃダメと言われています。

それは困ってしまいますね，朝起きられるように，就寝時間を早めるのはどうでしょうか？

そうですね……。前に試してみたのですが，やはり起きられませんでした。

そうしたら，目覚まし時計を何度かかけて起きるのはどうでしょう？

もちろんそれは試しているのですが，起きられません……。

図 3-4　CASE における A さんと医療者 B さんの会話

行うよりも，患者さんの意思を尊重し，患者さんのなかにある朝起きて学校に行くための方法を引き出すことは，押し付けない支援を行ううえでは重要です。しかし具体的な行動の確立をめざす場合には，患者さんのなかにあるものを引き出すだけのかかわりだけでは不十分なこともあります。例えば CASE のように，そもそも朝起きることができない問題が長く続いている場合に，その患者さんの提案する早起きの工夫で朝起きられるようになるかというと，難しいことは容易に想像できます。このような場合，実際に行動の確立に至らないポイントがどこなのかのアセスメントが欠かせません。そのための方法が「タスク分析」です。

　タスク分析は，複雑な行動やいくつもの行動がつながって一連の行動となっているものを個々の要素に分解することで，どこで行動がスタック（行き詰まる）してしまうのかをアセスメントする方法です。例えば「カップラーメンをつくる」というタスクを分析すると，①カップラーメンのフィルムをはがす，②カップラーメンの容器のふたを線まで開ける，

③お湯を注ぐ，④ふたを閉める，⑤タイマーをセットする，⑥タイマーを止める，⑦ふたをはがす，という行動に分けることができます[1]。

タスク分析を CASE に適用して考える

　CASE ではＡさんが"遅刻せずに学校に行く"ために，目標とする行動の確立がプロセスのどこでスタックしてしまっているかを，医療者がＡさんの生活を頭に思い浮かべながらアセスメントしていきます。まず CASE のＡさんの現状を分析すると，図3-5 に示すように夜の準備，朝の準備，外出の準備，家を出るという４つの大きなタスクとその下位カテゴリーに分類することができました（ステップ1）。ステップ１の行動をみると，それぞれの大きなタスクごとに行動がスタックしてしまうポイント（①〜④）も同時に明らかになりました。

　次に，医療者はＡさんがスタックしてしまうポイントを取り除くために，曖昧なタスクの具体化，行動がしやすいようなタスクの並び替え，必要に応じて新たなタスクの追加を行います。例えば，①入床時刻が定まっておらず遅くなりがち，④具体的な時間が定まっていないという問題では，「曖昧なタスクを具体化するために具体的な時刻を定めること」からはじめていきます（①→①'，④→④'）。②の目覚ましが機能していない問題は，寝起きの悪いＡさんとしては目を覚まそうと何度も目覚ましをかけたり，スヌーズ機能に頼ったりしていることがかえって寝不足を招き，ベッドにいる時間を長くしてしまい二度寝につながっている可能性が考えられます。そのため CASE では，睡眠時間を確保し，ベッドにいる時間を短くするための方法について話し合いを行いました。その結果，これまで最初の目覚ましから最後の目覚ましが鳴るまで40分もあったものを，目覚ましやスヌーズを何度もかけずに，目覚ましは最後の１回のみにするという行動に置き換え（②→②1），すぐにベッドから出て目覚めを促す歯磨きと洗顔の後に，飲み物を飲むという新しい行動を取り入れました（②→②2）。これらの取り組みによりステップ１では７：00 に目覚めていたのに対し，ステップ２では７：40 に遅くなったことで結果として睡眠時間も以前より確保でき，それだけでもだいぶ

目標：学校に遅刻しないで行く

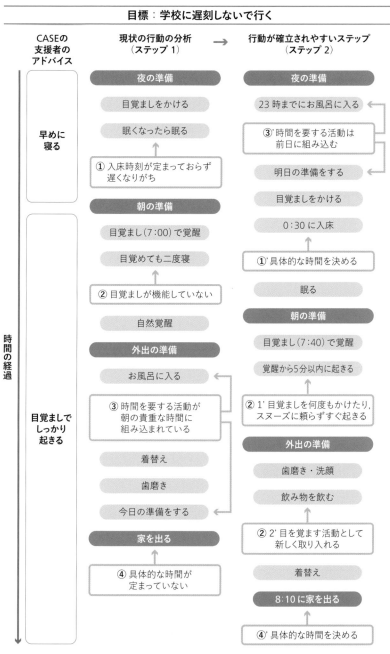

図 3-5　CASE におけるタスク分析

寝不足による起きにくさが解消されると考えられます。そして，③時間を要する活動が朝の貴重な時間に組み込まれている問題では，医療者がAさんとタスクの順番を話し合い，夜の準備に組み込むことで起床後に学校に行きやすいように工夫しました。このように，新しい行動の確立にタスク分析は有効です。

患者さんの発言を行動の確立しやすさの目安にする

ある行動を自分がどの程度遂行できるのかという確信を，「セルフ・エフィカシー」といいます。セルフ・エフィカシーは後の行動を予測することから[2]，面接内でその程度をアセスメントすることで，その後の行動がどの程度確立されやすいのかの目安と考えることができます。

CASE の場合，「7時に目覚ましをかけて起きられる自信はどのくらいありますか？」と尋ねてAさんが「30%くらいです」と答える場合，多くの医療者はこの行動が確立されないことを想像できるでしょう。このように，患者さんに特定の行動のセルフ・エフィカシーをあらかじめ尋ねることによって，行動の確立のしやすさをアセスメントすることが可能となります。その見込みがあまりにも低い場合には，セルフ・エフィカシーの高さ（＝行動の確立のしやすさ）に重きをおいた行動に修正することで，行動がより確立されやすくなります。「その行動を実際に行うのが難しいかもしれない」という患者さんの発言がみられた場合には，ほとんどの場合で行動が確立されないと考えてよいでしょう。

情緒的支援から行動的支援へ

患者さんの行動を確立するためには，医療者による情緒的支援も重要ですが，行動的支援も重要です。CASE の例でいえば，気持ちに寄り添うことや早く眠る必要性，出席日数の大切さを医療者が伝えるだけでは，「目覚ましを設定するかどうか」は患者さんに委ねられてしまいます。そのため，面接時間が許すのであれば，「目覚ましをかけましょう」と言葉でお願いするだけでなく，面接のなかで医療者が患者さんのス

マートフォンに一緒に目覚ましを設定するといったサポートを組み合わせたほうが，行動は確立されやすいでしょう。

今回のまとめ

- 目標となる行動の確立をめざす際には，その行動の分析が必要である。
- 行動をどの程度実践できそうかという患者さんの声に耳を傾けよう。
- 患者さんの気持ちに寄り添うだけでなく，行動の確立を意識しよう。

行動を確立させるテクニック

患者さんに「どの程度行動を起こすことができそうですか？」と尋ねる場合，患者さんが実際に行動できる目安は最低でも80％以上であると，行動的な介入を専門とする心理職は考えています。「できるかできないかわからない」行動や，「やってみないとわからない」行動はほとんど実現しないものと考えましょう。そのうえで，「どうするとできる確率が高まりそうですか？」と開かれた質問を通して，行動の確立を妨げている障壁や行動の確立を促進する要因について教えてもらうと，面接がスムーズになります。もし，変化への動機づけが低いと感じる場合には，具体的な行動の確立をめざそうとするよりも，動機づけ面接〔→3-2(p.88)〕のアプローチに切り替えましょう。

参考文献
1）坂上貴之，他．行動分析学─行動の科学的理解をめざして．有斐閣，2018.
2）Sheeran P, et al. The impact of changing attitudes, norms, and self-efficacy on health-related intentions and behavior：A meta-analysis. Health Psychol. 2016 Nov；35(11)：1178-88.[PMID：27280365]

4 自分の素直な気持ちや考えを適切な方法で同僚に伝えよう

　コミュニケーションを円滑に行うためには，ただ相手の話を聴くだけでなく，自分の意見を伝えることが大切です。特に医療者同士のやり取りでは，お互いが思っていることを言わなければ，意思疎通が阻害されて医療事故の発生につながる場合もあります。とはいえ，あまりにも自分の意見を主張し過ぎると攻撃的な言い方になってしまい，関係性の悪化を招きかねません。本項では，自分の気持ちや考えについて角を立てずに表明する方法をご紹介します。

> **CASE**　新人看護師 A さんは病棟勤務 2 か月目。先日点滴に失敗してしまい，1 人で行うことに苦手意識をもっている。ある日，主任看護師 B さんに患者 C さんの点滴を依頼されたが自信がない。そのため，できれば今回だけ点滴業務を代わってほしいと B さんに伝えたいが，うまく言語化できずに悩んでいる。

　自分の考えを伝える表現のスタイルは表3-2[1)]に示すように，ノンアサーティブ(非主張型)，アサーティブ(主張型)，アグレッシブ(攻撃型)の 3 つに分類されます。図3-6 は **CASE** に基づく新人看護師 A さんと主任看護師 B さんの会話を示しています。A さんは依頼された点滴業務に不安を感じているものの，それを B さんに伝えられていません。そのため，現在の能力以上の業務を請け負ってしまっています。A さんの消極的な自己表現のスタイルは，ノンアサーティブに分類されます。では B さんのスタイルはどうでしょうか。B さんは，A さんが早く仕事を覚えて戦力になることを期待して点滴業務を依頼しています。しかし「そろそろ戦力として働いてもらわないといけない」という有無を言わせないコミュニケーションや，新人と主任という関係性も相まって，図3-6 の

表 3-2　自己表現の 3 つのスタイル

	ノンアサーティブ （非主張型）	アサーティブ （主張型）	アグレッシブ （攻撃型）
特徴	自分の意見をうまく主張できない	自分の意見を主張するだけでなく相手の反応を受け止める	自分の意見を主張して言いっ放しにしたり相手を言い負かしたりする
権利の尊重	自分：NO 相手：OK	自分：OK 相手：OK	自分：OK 相手：NO
ストレス	自分：高 相手：低	自分：低 相手：低	自分：低 相手：高

アサーティブな自己表現では，自分と相手の権利が尊重されるためストレスが低い。
（平木典子．アサーション入門―自分も相手も大切にする自己表現法．講談社，2012 をもとに作成）

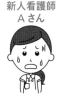

新人看護師
A さん

主任看護師
B さん

902 号室の C さんの点滴，お願いします。

はい……。でもまだ 1 人でうまくできる自信がなくて……。

点滴は回数こなさいとうまくならないからチャレンジしてみようか。そろそろ戦力として働いてもらわないといけないからね！

はい……。わかりました。
（自信がないけど 1 人でやるしかないのかな……）

図 3-6　自分の意見をうまく言えない新人看護師 A さんと，主任看護師 B さんの会話

会話では A さんが意見を述べる余地がありません。そのため B さんの自己表現のスタイルは，アグレッシブに分類されます。

3 つのプロセスで自分の気持ちをアサーティブに伝える

　ノンアサーティブとアグレッシブの中間に位置する自己表現のスタイルがアサーティブです。アサーティブな自己表現の基本は「自分の意見を主張するだけではなく，相手の反応を受け止めること」です。そのためには，①自分の気持ちを確かめる，②気持ちを正直に言語化してみ

Describe： 描写する	私，この前点滴に失敗してしまったんです。
↓ 客観的事実をわかりやすく	
Express, Explain, Empathize： 表現する，説明する，共感する	慣れないこともあり，今は点滴を 1 人でするのが怖いです。
↓ 主観的な気持ちを感情的にならずに	
Specify： 提案する	次までに練習しておくので，今回だけ代わっていただけませんか？
↓ 相手に望むことを具体的に	
Choose： 選択する	返事 OK　ありがとうございます。1 人でできるように練習します。
相手を脅かさず，実行可能なものを	返事 NG　では，私が点滴する前に一緒に確認してもらえませんか？

図 3-7　CASE における DESC 法の実践例

る，③自分の言葉を受ける相手の反応を大切にする，という 3 つのプロセスが必要です[1]。

　①～③に則ると，①自分の気持ちを確かめるプロセスでは，4-2 で紹介する「自分の考え方や感情を客観視するモニタリング」が重要な役割を担います(p.129)。A さんの場合は，過去の失敗の不安に加えて，B さんの気分を害することへの不安も感じているかもしれません。②気持ちを正直に言語化してみるプロセスは，自分の気持ちや相手への要望を言語化するプロセスです。A さんの場合は，「不安なので B さんに点滴業務を代わってほしい」という要望を言語化できていません。そのため語尾や自信のなさそうな様子から「察してほしい」という婉曲的なコミュニケーションになり，B さんに押し切られています。

　では，自分の気持ちと相手への要望をどう言語化すればよいのでしょうか。③自分の言葉を受ける相手の反応を大切にするプロセスをふまえた言語化の方法として，DESC 法があります[2]。図 3-7 は DESC 法に則り，A さんがアサーティブな自己表現をするために活用できるセリフを考えたものです。D(Describe：描写する)では，状況や相手の行動などの客観的な事実を描写し，E(Express, Explain, Empathize：表現する，説明する，共感する)では D に対する主観的な思いを伝えます。そして S(Specify：提案す

る)では相手に望む行動案などを具体的に提案し，C(Choose：選択する)では相手が S で提案した内容を受け入れてくれる場合とそうでない場合に分けて次の対応を提示します。DESC 法のポイントは，客観的な事実と主観的な思いを分けて考えること，こちらの提案に対して相手が OK な場合と NG な場合の可能性を考えておくことにあります。

個人に原因を求める前に心理的安全性の担保を

あなたの周りの人の自己表現がノンアサーティブだと感じる場合，相手のコミュニケーションの問題だけでなく，あなたが周りが意見を言いにくい状況をつくっているのかもしれません。例えば新人看護師を対象として，先輩看護師に対してアサーティブになれない要因を調べた研究では，自分の意見や考えを伝えることで人間関係の悪化などのネガティブな結果につながる懸念を，多くの新人看護師がもっていると報告されています[3]。この状況を改善するために重要な概念が，心理的安全性です。米ハーバードビジネススクールの Edmondson 教授は，チームの心理的安全性を「対人関係にリスクのある行動をとっても，メンバーが互いに安心感を共有できるという信念」と表しています[4]。チームの心理的安全性を高めることで，メンバーがリスクを考慮せずに自分の意見を主張できるようになります。

もしあなたが「同僚が自分の意見を言わないことで業務に支障が出ている」と感じているならば，ノンアサーティブな同僚にコミュニケーションの変化を求める前に，職場における心理的安全性を高める工夫が必要かもしれません。

今回のまとめ

- 相手の権利と自分の権利を尊重したかかわり方が重要である。
- アサーティブな自己表現は，自分も相手も大きなストレスを生じさせにくい。
- 心理的安全性が担保されない状況では，ノンアサーティブな自己主張が多くなる。

同僚に言いたいことを伝えるためのコツ

忙しい臨床現場では，同僚や他部署の方に仕事をお願いするのはちょっと勇気のいることです。特に，普段からかかわりの浅い方にはいっそうそう感じるでしょう。ここでのポイントは，何かお願いしたいタスクが発生してから関係をつくろうとしても手遅れであり，普段から関係を築いておくことです。患者さんとの関係構築と同じく，雑談から始まり，お互いのことを知ったうえで仕事をお願いする場合とそうでない場合は，お願いする側も受ける側もだいぶ印象が違うのは想像しやすいでしょう。

参考文献

1）平木典子．アサーション入門―自分も相手も大切にする自己表現法．講談社，2012.
2）平木典子．三訂版　アサーション・トレーニング―さわやかな〈自己表現〉のために．日本・精神技術研究所，2021.
3）鈴木英子，他．新卒看護師が先輩看護師に対してアサーティブになれない状況とその理由．日看管理会誌．2014；18（1）：36-46.
4）Edmondson A. Psychological Safety and Learning Behavior in Work Teams. Administrative Science Quarterly. 1999；44（2）：350-83.

5 コロナ禍における 医療コミュニケーション

　新型コロナウイルス感染症(以下，新型コロナ)のパンデミックは，私たちの日常生活はもちろん，医療現場でのコミュニケーションのあり方を大きく変えました。2023 年 5 月より，新型コロナは 5 類感染症に移行となりましたが，今後も新たな感染症のパンデミックが起こる可能性はあります。本項では，コロナ禍における医療コミュニケーションについて，事例を通じて考えていきます。

> **CASE**　心配性な 60 代男性の A さん。慢性閉塞性肺疾患(COPD) Ⅱ 期。外来にて薬物療法と生活指導を受けている。自分が新型コロナの重症ハイリスク者であると認識しているが，感染した場合の対応を医療者や家族と話し合えていない。妻と同居しており，遠方に社会人の息子がいる。最近息子夫婦に孫が生まれたが，新型コロナの影響で会えないことを嘆いている。

　コロナ禍では，医療場面でのコミュニケーションに 2 つの大きな変化が生じました。1 つ目はマスク着用，2 つ目は遠隔でのコミュニケーションの普及です。

マスク着用がコミュニケーションに与える影響とは

　最近の研究で，マスクが声を遮るフィルターとして機能し，音声情報の劣化をもたらす可能性が指摘されています[1]。さらに，口元の動きから得られる情報はコミュニケーションにおいて聴覚情報を補う重要な役割を果たす[2]ため，マスクによって読唇ができない場合には，医療者や患者さんの双方で聞き取り能力が低下します。また，マスクの着用がコ

ミュニケーションをとる相手の感情認識を難しくさせ，相手の感情の推論の誤りを増やすことが示されています[3]。例えば，嫌そうな顔を怒っていると誤認したり，楽しい，悲しい，怒っているなどの多くの感情を中立的な感情と認識したりするなど，相手の感情への評価の正確さが低下します[4]。

　こうした問題を受け，マスクや防護服で医療者の顔が見えないことで患者さんが感じる不安を少しでも解消しようと，個人用防護具などに医療者の笑顔の写真を貼る取り組みが行われ，このような取り組みは患者さんから医療者への親しみが増すことが示されています[5]。日本でも，コロナ禍において聖マリアンナ医科大学病院で同様の取り組みが行われていたことが知られています[6]。

広がる遠隔診療のニーズに応えるために

　プライマリ・ケアにおける患者さんの満足度とコミュニケーションの質を調べた研究では，遠隔診療は対面に劣らないことが報告されています[7]。また遠隔のコミュニケーションでは，音声に加えてキャプションや字幕などの聴覚を補うテキストを合わせることで，理解度を向上させられるといったメリットがあります[8]。米国の精神科医に実施された遠隔医療の満足度に関するオンライン調査では，柔軟なスケジューリング（77%），タイムリーな開始（69%）が利点として挙げられました。一方，ICT（information and communications technology）機器を使用できない患者さんがいる（52%），親近感やつながりが感じられない（46%）などが課題として挙げられています[9]。ICT 機器を使用できる人とできない人との間に生じる格差を指すデジタルデバイドは，遠隔コミュニケーション導入に当たり最大の障壁です。医療という公共性の高いサービスにおいて，遠隔診療のニーズが広がるなかでデジタルが苦手な人を排除するのでなく，ダイバーシティを尊重してデジタルが苦手な人を含んだ支援（デジタル・インクルージョン）を講じる必要性が指摘されています[10]。

デジタル技術を医療に根付かせるためには

　医療分野にデジタル技術を取り入れることは，医療者が直面している問題の解決を促進し，多くの方にケアを提供するために有効な手段であり，今後いっそう医療のデジタル化が進むことは容易に想像できます。しかしながら，職場でのデジタル化に向けた取り組みが不十分な場合には，デジタル技術の導入がかえって医療者の業務負荷を増大させることが明らかになっています[11]。このような結果からも，デジタル技術の医療への導入は導入した技術に併せて，ワークフローの最適化などの環境調整を同時に行うことが実装に有効と考えられています[12]。現状，医療現場ではデジタルが得意な個人が臨床現場のデジタル化に貢献していることが多いですが，真の実装には個人に頼らず，組織の力や政策による援助が必要といえるでしょう。

患者さんの意思決定の方向性を円滑に引き出す

　コロナ禍では，患者さんの意思や最善の医療・ケアを受ける権利，限られた医療資源の配分などの倫理的な観点からアドバンス・ケア・プランニング(ACP)をどう実施するかが世界的な課題とされ，各国でガイダンスやフォーマットが作成されました[13]。日本では日本老年医学会により，高齢者医療をめぐる倫理やACPの提言がなされました[14]。

　米ブリガム・アンド・ウィメンズ病院とハーバード大 T. H. Chan 公衆衛生大学院の共同センターである Ariadne Labs は，新型コロナに対応した医療者–患者間のコミュニケーションに関するツールキットを開発し，無償で公開しています[15]。ここでは患者さんに共感的姿勢で接するだけでなく，患者さんの新型コロナへの理解度や感染対策の程度を評価すること，もし感染した場合の懸念や意思決定に必要な情報を事前に話し合うこと，そして不安な気持ちに寄り添いながら意思決定の方向性を円滑に引き出すことなどが推奨されています。これらのガイダンスやツールは新型コロナに限らず，さまざまな状況において応用可能なものとなっています。図3-8 はこのツールから作成した，**CASE** の A さんとのコミュニケーションの一例です。

3 状況に即したコミュニケーション法の選択

COPD に罹患している私が，新型コロナに感染したらどうなりますか？

（ゆっくり目を見て）ご心配を共有いただきありがとうございます。多くの方は回復する一方，高齢かつ COPD 罹患者では重症化しやすく，最悪の場合は死に至ることもあります。

A さん

私は死ぬかもしれないのですね？

医療者

（十分な間をおいて）可能性はありますが，日本では最善を尽くす医療体制が整っています。また，一番大切な感染予防については，すでにさまざまなことを頑張っていらっしゃいますね。

何となく，自分が感染したら重症化すると感じていました。

私は A さんが新型コロナに感染しないことを切に望んでいますが，仮に感染して呼吸困難に陥った場合，何を最も望みますか？

苦しんだり，妻に迷惑をかけたりすることは避けたいです。

苦しい状態が続くのはしんどいですよね。また奥様にご負担になることは避けたいともお考えなのですね。奥様とこの話題はお話しされましたか？ A さんが大切に思う価値観を知ってもらうことは重要だと感じます。

妻は心配性なので，タイミングをみて話してみます。

私もできる限りのことは A さんや奥様のためにしたいです。次回，A さんが奥様と話すことをどう考えたのか，またすでにお話しされた場合にはその内容を教えていただけますか。

わかりました。ありがとうございます。

図 3-8　**新型コロナの重症ハイリスク者である A さんと医療者とのコミュニケーション例**

コロナ禍におけるエンドオブライフ・ケア

　エンドオブライフ・ケアにおける患者さんの家族への調査では，「死が間近に迫っているときに家族がベッドサイドに同席すること」がコ

ミュニケーションの質に関与すると報告されています[16]。一方，コロナ禍では感染拡大防止のための面会制限などにより，臨床医が患者さんと家族をつなぐ役割を担っています[17]。先ほどの日本老年医学会の提言では，患者さんや家族と医療者がコミュニケーションをとるために，電話やビデオなどの積極的な活用が推奨されています[14]。

　ある研究では，新型コロナ死亡患者の家族の69.5%がエンドオブライフ・ケアにおける遠隔コミュニケーションについて「非常に有効」と回答しました[18]。しかし別の研究では，コロナ禍における電話やビデオによるコミュニケーションは有効な一方で，家族と医療者は対面に劣ると感じていると示されています[19]。画面や電話越しではなく，大切な人と対面で会いたいという患者さんと家族の気持ちを理解することも，私たち医療者には欠かせない観点でしょう。

今回のまとめ

- マスク着用時には情報伝達や受け取りの不確かさが強まる。
- 遠隔コミュニケーションでは，患者さんや家族の心情，デジタルデバイドを考慮する必要がある。
- 新型コロナ重症ハイリスク者とのかかわりでは，不安な気持ちに寄り添うことで，意思決定の方向性を円滑に引き出す。

デジタル技術を患者さんに導入するためのコツ

高齢者を対象としたテレビ会議システムの導入について調べた研究では，実際にテレビ会議システムを使用するためには，丁寧な技術的サポートを多くの患者さんが希望していることが報告されています[20]。結局のところ，デジタル技術に慣れるまでいかに人がかかわることができるかが，デジタル技術導入のコツといえるでしょう。

参考文献・URL

1） Magee M, et al. Effects of face masks on acoustic analysis and speech perception：Implications for peri-pandemic protocols. J Acoust Soc Am. 2020 Dec；148（6）：3562.［PMID：33379897］

2） van Wassenhove V, et al. Visual speech speeds up the neural processing of auditory speech. Proc Natl Acad Sci USA. 2005 Jan 25；102（4）：1181-6.［PMID：15647358］

3） Bani M, et al. Behind the Mask：Emotion Recognition in Healthcare Students. Med Sci Educ. 2021 May 20；31（4）：1273-7.［PMID：34035987］

4） Carbon CC. Wearing Face Masks Strongly Confuses Counterparts in Reading Emotions. Front Psychol. 2020 Sep 25；11：566886.［PMID：33101135］

5） Wiesmann M, et al. Seeing faces, when faces can't be seen：Wearing portrait photos has a positive effect on how patients perceive medical staff when face masks have to be worn. PLoS One. 2021 May 19；16（5）：e0251445.［PMID：34010319］

6） 津田泰伸.「つながり強化」で COVID-19 患者・家族の孤立と悲嘆に挑む. 週刊医学界新聞. 2021.
（https://www.igaku-shoin.co.jp/paper/archive/y2021/3413_02）

7） Kludacz-Alessandri M, et al. The impact of medical teleconsultations on general practitioner-patient communication during COVID-19：A case study from Poland. PLoS One. 2021 Jul 16；16（7）：e0254960.［PMID：34270587］

8） Zhong L, et al. Effects of text supplementation on speech intelligibility for listeners with normal and impaired hearing：a systematic review with implications for telecommunication. Int J Audiol. 2022 Jan；61（1）：1-11.［PMID：34154488］

9） Guinart D, et al. Mental Health Care Providers'Attitudes Toward Telepsychiatry：A Systemwide, Multisite Survey During the COVID-19 Pandemic. Psychiatr Serv. 2021 Jun；72（6）：704-7.［PMID：33593104］

10） 大井　瞳, 他. 持続可能な開発目標（Sustainable Development Goals：SDGs）としての遠隔認知行動療法の役割と限界. 認知行動療法研究. 2021；47（2）：119-26.

11） Banks J, et al. Use of an electronic consultation system in primary care：a qualitative interview study. Br J Gen Pract. 2018 Jan；68（666）：e1-e8.［PMID：29109115］

12） Thomas Craig KJ, et al. The burden of the digital environment：a systematic review on organization-directed workplace interventions to mitigate physician burnout. J Am Med Inform Assoc. 2021 Apr 23；28（5）：985-97.［PMID：33463680］

13） 田中美穂, 他. 諸外国における COVID-19 関連のアドバンス・ケア・プランニングの概況. 日医総研リサーチエッセイ No. 83. 日医総研；2020.
（https://www.jmari.med.or.jp/download/RE083.pdf）

14） 日本老年医学会倫理委員会「エンドオブライフに関する小委員会」新型コロナウイルス対策チーム. 新型コロナウイルス感染症（COVID-19）流行期において高齢者が最善の医療およびケアを受けるための日本老年医学会からの提言―ACP 実施のタイミングを考える. 2020.
（https://www.jpn-geriat-soc.or.jp/coronavirus/pdf/covid_teigen.pdf）

15） Ariadne Labs. Serious Illness Care Program COVID-19 Response Toolkit. 2020.
（https://covid19.ariadnelabs.org/serious-illness-care-program-covid-19-response-toolkit/）

16） Feder S, et al. "Why Couldn't I Go in To See Him?" Bereaved Families' Perceptions of End-of-Life Communication During COVID-19. J Am Geriatr Soc. 2021 Mar；69（3）：587-92.［PMID：33320956］

17） Cook DJ, et al. Clinician Perspectives on Caring for Dying Patients During the Pandemic：A Mixed-Methods Study. Ann Intern Med. 2021 Apr；174（4）：493-500.［PMID：33284683］

18） Ersek M, et al. End-Of-Life Care in the Time of COVID-19：Communication Matters More Than Ever. J Pain Symptom Manage. 2021 Aug；62（2）：213-22. e2.［PMID：33412269］

19） Kennedy NR, et al. Perspectives on Telephone and Video Communication in the Intensive Care Unit during COVID-19. Ann Am Thorac Soc. 2021 May；18（5）：838-47.［PMID：33181033］

20） Choxi H, et al. Telehealth and the Digital Divide：Identifying Potential Care Gaps in Video Visit Use. J

Med Syst. 2022 Jul 30；46(9)：58.［PMID：35906432］

※　文献中の URL には，以下の QR コードからアクセスできます(2023 年 7 月 1 日最終確認)

文献 6)

文献 13)

文献 14)

文献 15)

3
状況に即したコミュニケーション法の選択

6 ミスを防ぐために情報共有の コミュニケーションを促す

　医療の質を改善し，患者さんの生活をよりよいものにするために私たちができる取り組みは，医薬品や医療技術の進歩だけに限りません。「コミュニケーション」をチェック項目に加えたチェックリストによっても，医療の質は改善が可能です。本項では，医療におけるチェックリスト活用の研究を通じて，医療者がこれを臨床現場に取り入れる有用性についてご紹介します。

> **CASE**　総合病院勤務1年目の医療者Aさんは，5年目の先輩Bさんから，来週開催される地域ケア会議の資料を作成してほしいこと，完成したら確認させてほしいことの2点を伝えられた。Aさんは前日に資料を完成させた。しかしBさんは多忙そうであり，Aさんは確認の依頼ができずに会議当日を迎えた。当日の朝，なんと資料にC先生の確認が必要であると発覚。C先生は出張で不在であるため資料を確認してもらうことができず，AさんはBさんに「なぜもっと早く言わないのか」と叱られてしまった（図3-9）。

　医療現場ではコミュニケーション不足に起因して，**CASE** のような会議資料の不備のトラブルから，人命にかかわる重大な医療事故まで，さまざまなレベルの問題が発生しえます。これらの発生を防ぐためには情報の共有が不可欠ですが，どのような工夫ができるのでしょうか。

チェックリストの有効活用で得られるさまざまな効果

　報連相（報告・連絡・相談）や情報共有はチーム医療に欠かせないものですが，多くの場合それらは当事者のコミュニケーション能力に依存しが

後輩医療者
Aさん

先輩医療者
Bさん

<会議1週間前>

来週の地域ケア会議の資料，つくったら事前に確認させてね。

はい，承知しました。

<会議前日>

Bさん，忙しそうで今日は確認を依頼しにくいな。確認してもらうのは明日の朝一番でも大丈夫かな。

<会議当日>

Bさん，資料できました。確認してもらえますか？

あれ，ここってC先生に確認してもらった？ C先生，今日出張でいないから会議までに間に合わないよ。何でもっと早く教えてくれないの？

夕方の会議までに確認いただければ間に合うと思っていました。申し訳ありません。

図3-9　**会議資料の作成を引き受けた後輩医療者Aさんと，依頼した先輩医療者Bさんとの会話**

ちです。このような個人のスキルによらずにコミュニケーションを促進させるための方法の1つが，チェックリストの活用です。コミュニケーションに関するチェック項目を入れたチェックリストを用いることで，チームワークが高まったり，患者さんの安全性が向上したりすると報告されています[1]。WHOが2009年に出版した「WHO Guidelines for Safe Surgery 2009」（以下，WHOガイドライン）では，安全な手術のためのチェックリストが提示されています[2]。そのうえで手術におけるチェックリスト活用のメリットとして，①変化が激しく多くの点に気を配るべき状況の患者さんにおいて，見過ごされやすいささいな問題の確認に役立つこと，②複雑なプロセスにおいて最低限必要な手順を可視化できることなどを挙げています[2]。ある研究では，手術の際にこのチェックリストを導入することで，手術に関連した死亡率と合併症の発症率が導入前に比べて低下したと報告されています[3]。また「石けんで手を洗う」「マスクや滅菌ガウン，滅菌手袋を付けてカテーテルを挿入する」など単純な確

認事項のチェックリストを用いるだけでも，中心静脈カテーテル留置における合併症が発症する割合が減少したと示されています[4]。

　チェックリストの活用は，医療者同士のコミュニケーションを増やすことにもつながります。手術の困難さや医療者のスキルなどに加えて，医療チームのコミュニケーション不足が手術の結果にかかわる要因と考えられており[5]，改善が求められます。ではなぜコミュニケーション不足が生じるのでしょうか？　これには仕事の忙しさや，職種や経験年数などのヒエラルキー構造が関係しています。医療者同士のコミュニケーションの難しさは，3-4(p.100)で述べた通りです。重要なのは，医療者個人のコミュニケーション能力に原因を求めるのではなく，忙しさやヒエラルキー構造に左右されずにコミュニケーションを促す項目をチェックリストに取り入れることです。これにより，コミュニケーション不足に起因する問題の発生を予防することができます。複数の研究から，忙しい医師がすぐに手術を開始せずに，術前ブリーフィングなどを通じてスタッフ間で手術の目的や困難さを共有することが，ミスを減らして患者さんの予後を改善するための重要な手続きであると報告されています[6,7]。医療現場で行うこのようなタイムアウト，つまり小休止は，医療者を心理的にリラックスさせ，パフォーマンスや患者さんの安全性を高めるとされています[7]。

臨床現場にチェックリストを実装するためには何が必要なのか？

　たかがチェックリスト，されどチェックリストですが，その実装は必ずしも容易ではありません。背景には，患者さんの状態が多様である点や，1人の患者さんに複数の疾患が併存するなど症状が複雑である点，診療に当たる医療者が多忙な点などがあります。WHOガイドラインに基づくチェックリストについて，手術室チームの認識などを調べた研究では，臨床医の87.9%がチェックリストへの否定的な意見を示しています[8]。では，医療事故を防ぐべく現場でチェックリストを根付かせるには，何が必要なのでしょうか？　チェックリストの導入を進めるために，近年ではWHOガイドラインに基づくチェックリストの遵守状況

を調べる研究[9, 10]や，チェックリストの実装をめざした研究[11]が行われています。チェックリストを現場で使用する障壁や促進要因について概観すると，医療チームに向けてワークショップを開催してチェックリストの使用目的を教育したり，使用結果について医療チームからフィードバックを得たりするなどの実装戦略と組み合わせることで，ただ導入するよりもチェックリストが受容され，使用率が高まると報告されています[11]。これらの研究結果から，チェックリストを提案する側がいかに現場の意見を取り入れ，根づかせるためにコストをかけるかが，チェックリストの実装には重要といえます。

現場に最適化したチェックリストの作成をめざす

それぞれの臨床現場や問題に即したチェックリストを作成することも，業務の効率を高めるうえで重要です。ある研究では，チェックリストを作成した結果として，ワークフローの改善にもつながることが示されています[12]。

では CASE の状況では，どのようなチェックリストの活用が有効なのでしょうか。例えば，①資料作成期限を決める際に一方的に依頼するのではなく2人で話し合うこと，②AさんがBさんに話し掛けやすいように会議資料の確認時間を設けることなど，「コミュニケーション」を促す項目を入れたチェックリストの作成が考えられます。2人がこれを一緒にチェックしたうえで，BさんがAさんに会議資料の作成をお願いすれば，同様のトラブルは減らすことができるはずです。

＊

最後にチェックリスト作成のうえで有用な資料をご紹介します。WHOガイドラインにおけるチェックリスト作成を主導した米ブリガム・アンド・ウィメンズ病院の外科医であるAtul Gawande氏による『アナタはなぜチェックリストを使わないのか？―重大な局面で"正しい決断"をする方法』〔吉田竜(訳)，晋遊舎，2011年〕です。この書籍では，医療業界や建設業界，航空業界など幅広い業界におけるチェックリストの有効性を明らかにしています。巻末には「目的が簡潔に定義されているか」

「シンプルかつ論理的な形にまとめられているか」「仕事の流れを妨げないか」などの観点でまとめられた「チェックリスト作成のためのチェックリスト」も掲載されています。これを参考にして考えることで，皆さんの働く場に最適化したチェックリストを作成できるかもしれません。

今回のまとめ

- ●「コミュニケーション」の項目を取り入れたチェックリストは，医療の質を改善させうる。
- ● 忙しさやヒエラルキーに左右されないコミュニケーションの場を設ける工夫が医療事故を防ぐ。
- ● 現場に実装する視点をふまえてチェックリストを導入することが重要である。

ミスを防ぐためのコツ

医療現場でミスを未然に防ぐためには，個人の能力に起因しないシステムづくりが重要です。例えば多くの臨床現場で行っている申し送りは，情報共有を促進するシステムです。本項で主に紹介したコミュニケーションのチェック項目を入れたチェックリストの使用も，ミスを防ぐために重要なものですが，多くの場合はチェックリストそのものがないのが現実です。ここでのポイントは，チェックリストがない場合にはチェックリストをつくる行為そのものが現場の暗黙知（言語化されていない知識）を形式知（言語化されている知識）にすることにつながり，業務の見える化につながるということです。チェックリストを実際に使用するかはさておき，まずは同僚とチェックリストをつくることからはじめてみてはいかがでしょか。

参考文献・URL

1）Hales BM, et al. The checklist-a tool for error management and performance improvement. J Crit Care. 2006 Sep；21(3)：231-5.[PMID：16990087]

2）WHO. WHO guidelines for safe surgery：2009：safe surgery saves lives. 2009.
（http://apps.who.int/iris/bitstream/handle/10665/44185/9789241598552_eng.pdf?sequence=1）

3）Haynes AB, et al. A surgical safety checklist to reduce morbidity and mortality in a global population. N Engl J Med. 2009 Jan 29；360(5)：491-9.[PMID：19144931]

4）Pronovost P, et al. An intervention to decrease catheter-related bloodstream infections in the ICU. N Engl J Med. 2006 Dec 28；355(26)：2725-32.[PMID：17192537]

5）Vincent C, et al. Systems approaches to surgical quality and safety：from concept to measurement. Ann Surg. 2004 Apr；239(4)：475-82.[PMID：15024308]

6）Hurlbert SN, et al. Improving operating room safety. Patient Saf Surg. 2009 Nov 20；3(1)：25.[PMID：19930577]

7）Lee JY, et al. The medical pause：Importance, processes and training. Med Educ. 2021 Oct；55(10)：1152-60.[PMID：33772840]

8）Alidina S, et al. Narrative feedback from OR personnel about the safety of their surgical practice before and after a surgical safety checklist intervention. Int J Qual Health Care. 2017 Aug 1；29(4)：461-9.[PMID：28482011]

9）Jones N. Tune-In and Time-Out：Toward Surgeon-Led Prevention of "Never" Events. J Patient Saf. 2019 Dec；15(4)：e36-e39.[PMID：26756728]

10）van Schoten SM, et al. Compliance with a time-out procedure intended to prevent wrong surgery in hospitals：results of a national patient safety programme in the Netherlands. BMJ Open. 2014 Jul 3；4(7)：e005075.[PMID：24993761]

11）Lagoo J, et al. Effectiveness and meaningful use of paediatric surgical safety checklists and their implementation strategies：a systematic review with narrative synthesis. BMJ Open. 2017 Oct 16；7(10)：e016298.[PMID：29042377]

12）Mukundan H, et al. Use of a Checklist Approach on a Telecobalt in an Attempt to Reduce Human Errors in Radiotherapy Delivery and Improve Therapeutic Ratio. J Med Phys. 2021 Jan-Mar；46(1)：1-6.[PMID：34267483]

※　文献中の URL には，以下の QR コードからアクセスできます(2023 年 7 月 1 日最終確認)

文献 2)

やさしくわかりやすい資料デザイン

　患者さんに情報を伝える際に，口頭でお伝えするだけでなく，パンフレットなどの資料を用いて情報を伝えることは情報伝達の正確性という点できわめて重要です。また，紙媒体のパンフレットは安価かつ多くの方に情報を届けるためにも優れており，対面でのコミュニケーションを補うものとしても用いられます。同じ説明をしたとしても，パンフレットなしで説明する場合よりもパンフレットを用いて説明した場合に，対象者が得る知識量が多いことが報告されています[1]。

　パンフレットやポスター，掲示物の目的は情報を正確に伝えることであり，内容だけでなくデザインにも気を配る必要があります。特に，デザインは多くの人に目をとめてもらい，注目を集めることにつながります。それでは皆さんが"見にくい"または"見やすい"と感じるパンフレットやポスター，掲示物はどのようなものでしょうか。資料の読みやすさは，テキストの見やすさや読みやすさ，理解のしやすさといった複数の要素が組み合わったものであり，リーダビリティ(Readability)とよばれています。私たちが患者さんに情報を伝える資料を作成するうえでリーダビリティを考えることは，多様性を尊重するに当たって大切な視点です。

①テキストの見やすさ

　ユニバーサルデザインフォント(UD フォント)は，リーダビリティを考慮してデザインされたフォントです。Microsoft 社のソフトウェア Office にも標準搭載されているフォントであり，もしデザインに強いこだわりがなければ，見やすさという点からテキストのデザインは UD フォントがおすすめです。

②文章の読みやすさ

　日本の医療機関で用いられる多くの資料が日本語を母国語とする成人を主な対象者としてつくられていますが，日本において医療機関を受診するのは日本語を母国語とする方や成人に限りません。そ

のため，受診する方の特徴によっては，漢字や専門用語などの難しい単語をなるべく使わないわかりやすい日本語(やさしい日本語)を用いた資料を準備することが望まれます。自分の作成した文章がやさしい日本語かどうかをチェックするサイトとして，「やさにちチェッカー」があります[2]。作成した文章がリーダビリティを有するものであるか気になる方は，ぜひチェックしてみましょう。

③色使い

　より多くの人がリーダビリティを感じる色使いとして，カラーユニバーサルデザインがあります。最近ではスマートフォンのアプリ(例えば，色のシミュレータ)を用いて色覚多様性を尊重したカラーデザインを選択することができます。スマートフォンアプリ「色のシミュレータ」では，日本人の95％以上を占める色覚であるC形(Common：一般型)だけでなく，それ以外の色覚の特徴をもつ方がどのように色が見えるのか，シミュレーションができます[3]。作成した資料が色覚多様性を尊重し，リーダビリティを有するものであるのか，ぜひ色のシミュレータを用いて検証してみましょう。

参考文献・URL

1) Newsham D. A randomised controlled trial of written information：the effect on parental non-concordance with occlusion therapy. Br J Ophthalmol. 2002 Jul；86(7)：787-91.［PMID：12084751］
2) 「やさしい日本語」科研グループ．やさにちチェッカー．
　(http://www4414uj.sakura.ne.jp/Yasanichi1/nsindan/)
3) 浅田一憲．色のシュミレータ．
　(https://asada.website/cvsimulator/j/index.html)

※　文献中の URL には，以下の QR コードからアクセスできます(2023 年 7 月 1 日最終確認)

文献 2)　　　　　　　　　文献 3)

第**4**章

共感力を高めるために
医療者ができること

1 患者さんと医療者の感情に目を向ける

　ここまで，医療者の態度が患者さんに与えるさまざまな影響について述べてきました。近年，患者さんの振る舞いや気持ちを理解する枠組みとして，臨床心理学的知見が注目されています[1]。本項では，医療者−患者間の関係性のなかで生じる感情の理解と，それへの対処法を紹介します。

> **CASE**　23歳女性Aさんは子宮がんと診断されたものの治療が奏効し，予後は良好である。中学生の頃に両親が離婚し，現在は父親と二人暮らし。対人関係の悩みを抱えており，付き合ったパートナーに過度に依存しては別れることを繰り返している。医師のBさん(36歳)は幼い頃に父親と死別しており，自分と似た境遇のAさんを何とか助けたいと感じている。Aさんは親身になってくれるBさんに対し，全幅の信頼を寄せている。当初2人の関係は問題なかったが，AさんがBさんに頻繁に電話で相談するようになり，次第に業務を圧迫するようになった。

　医療行為やコミュニケーションに関して患者さんが医療者に最も不満を感じている点は，医療者からプロフェッショナルな態度で対応してもらえないことであると報告されています[2]。このような，患者さんの心情を伝えてくれる研究結果を，私たち医療者は真摯に受け止める必要があります。一方，医療者も人間であり，患者さんの症状や境遇，訴えによって患者さんに種々の感情を抱きます。医療の質を最大限に高めるには，医療者−患者間の感情についてポジティブとネガティブな側面の両方を理解するのが不可欠だと，米ニューヨーク大医学部臨床教授であるDanielle Ofri氏は述べています[3]。医療者−患者間の双方に対する好感度

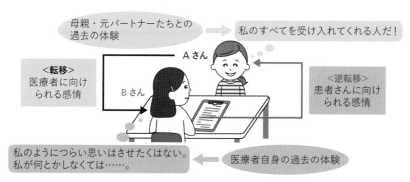

母親・元パートナーたちとの過去の体験 → 私のすべてを受け入れてくれる人だ！

Aさん

Bさん

<転移>
医療者に向けられる感情

<逆転移>
患者さんに向けられる感情

私のようにつらい思いはさせたくはない。私が何とかしなくては……。 ← 医療者自身の過去の体験

図 4-1　患者 A さんと医師 B さんにおける転移・逆転移

の高さは，患者さんの健康状態のよさや診察後の気持ちの落ち着きなどに関係するだけでなく，1 年後も患者さんの診療への満足度の高さを維持したりするとされています[4]。

医療者自身の問題と患者さんの問題を切り分ける

　過去の対人経験は，現在の対人関係にも意識・無意識にかかわらず影響を及ぼします。これは医療者-患者間の関係にも当てはまります。患者さんが誰かに対して過去に抱いた感情を，現在の医療者に投影することを「転移」とよびます。一方，医療者が自分の感情を患者さんに向けることを「逆転移」とよびます（図 4-1）。医療者が患者さんに対して感情を抱くのは一般的な反応です。しかしそれに引きずられて気持ちが強くなり過ぎると，医療者自身の問題と患者さんの問題を切り分けて考えるのが難しくなったり，患者さんを必要以上に拒絶したりしてしまいます。

　CASE の A さんは母親との離別やパートナーとの別れの経験から，人から見捨てられることに強い不安を抱いています。そして過去のパートナーたちにもっていた「自分を受け入れてほしい」思いを医師の B さんに投影し，過度の期待を寄せる転移がみられます。一方で B さんにも，自身の体験から A さんを助けたいと考える逆転移がみられます。両者の気持ちがより強まると，いずれ A さんへの支援が業務を圧迫して B さんが受容的な態度を維持できなくなり，A さんは「また見捨てら

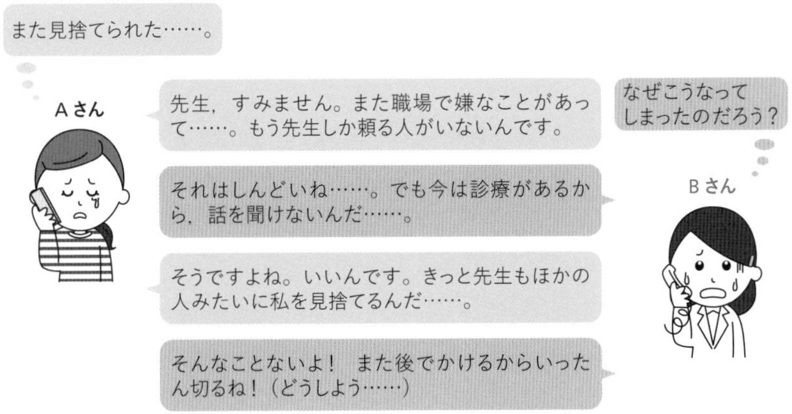

また見捨てられた……。

Aさん

先生，すみません。また職場で嫌なことがあって……。もう先生しか頼る人がいないんです。

なぜこうなってしまったのだろう？

Bさん

それはしんどいね……。でも今は診療があるから，話を聞けないんだ……。

そうですよね。いいんです。きっと先生もほかの人みたいに私を見捨てるんだ……。

そんなことないよ！　また後でかけるからいったん切るね！（どうしよう……）

図 4-2　患者 A さんと医師 B さんにおける転移・逆転移の望ましくないパターン

れた」と感じるでしょう（図4-2）。この関係性はAさんの気持ちを傷付けるだけではなく，Bさんの精神衛生の悪化や，ほかのスタッフの業務量増加につながる可能性もあります。

転移に対する理解と逆転移の意識化

　転移を理解するために重要なのは，医療者がこれまでの患者さんの生活史を知り，対人関係のパターンに気づくことです。そのうえで，患者さんが「拒絶された」と感じずに医療者と適切な関係性を保てるように治療上の境界線を意識して，安全で信頼できる雰囲気で転移について話し合う機会を医療者が設けることが重要です。これが患者さんの過去の経験と現在の困りごとにおける関係の気づきを促します[5]。また「転移は過去の葛藤に由来する強い感情が面接で喚起されることに結び付いており，医療者個人の要因ではない」と医療者が理解するのも必要とされています[6]。これは医療者がその状況に罪悪感あるいは自己愛的な満足感を得るのを防ぐためです。

　一方の医療者は，逆転移を意識化することで，患者さんに害となるかかわりを防げるようになります。逆転移の意識化には，医療者が患者さんへの感情と考えを客観視するために，安心して相談できる同僚などの

表4-1　医療者が患者さんに対して抱く感情とそれを意識するための自問

①自分の感情をモニタリングすべき状況

- ・患者さんとの面接を恐れたり，喜んで待ち望んでいたりする
- ・患者さんに対して特別に強い憎しみや愛情を抱く
- ・面接を早く終わらせたい，または面接を延長したい
- ・面接の終了を強く望む，または恐れている

②医療者が逆転移を意識化するための自問

- ・患者さんに対する自分の感情は何だろうか？
- ・何がこの患者さんを好きにさせたり，または嫌いにさせたりしているのか？
- ・私はこの患者さんとどのような問題を話し合いたいのか，あるいは話し合いたくないのか？
- ・何が私を不快にさせているのか？

①に該当する場合は，自身へのモニタリングや②を通じて，自分の感情を知るのも重要である。
〔Prasko J, et al. Transference and countertransference in cognitive behavioral therapy. Biomed Pap Med Fac Univ Palacky Olomouc Czech Repub. 2010 Sep；154(3)：189-97.[PMID：21048803]より作成〕

第三者が必要とされています[7]。また医療者の感情や考えが表4-1[8]における①に該当する場合には，次項(p.129)で紹介する自身へのモニタリングや②を通じて，自分自身が患者さんにどんな感情を抱いているのか自覚することが有効です。

職業倫理を保ちつつ柔軟な対応を

「できる限りのことをしたい」という医療者の気持ちは，患者さんにとってきっとうれしいものでしょう。しかし，職業的範囲を超えた過度なかかわりは職業倫理に抵触する恐れがあると私たちは肝に銘じなければいけません。1人の医療者がよかれと思って患者さんとかかわった結果，医療者同士の関係性も悪化することも考えられます。例えばBさんが行った診察外での電話応対を，Aさんがほかの医療者に求める場合には，ほかの医療者とBさんとの関係も悪化するでしょう〔どの程度，柔軟に対応するかの判断は1-3(p.12)を参照〕。医療者-患者間の関係で治療上の境界を設けるのは，医療の安全性や質の向上と切り離せない問題とされています[9]。医療者には職業倫理を保ちつつ，多様な側面に配慮した柔軟な対応が求められます。

今回のまとめ

- 医療者‐患者間の好感度は，治療の転帰や受診行動と関連する。
- 医療者に向けられた患者さんの感情を理解するには，生活史の振り返りも重要である。
- 医療者は自身がもつ患者さんへの感情を客観視する必要がある。

患者さんに対する感情とうまく付き合うコツ

患者さんと接するなかで，時には怒りや敵意，憎しみといった医療者として考える自分の理想像と違う感情に気づき，自分の医療者としての適性に疑問を感じることがあるかもしれません。ここでのポイントは，私たち医療者も 1 人の人間であり，さまざまな感情を患者さんに感じるのはごく自然なことであるという点です。これらの感情を無理に押し殺したり，過剰に"評価"したりしてしまうと，医療者の心が壊れてしまいます。このような事態に陥らないためには，自分が感じた感情を患者さんの守秘義務が守られる範囲で信頼できる同僚や指導者に話してみたり，次項(p.129)で紹介する感情のモニタリングを取り入れてみたりするとよいでしょう。

参考文献・URL

1）Centeno-Gándara LA. Improving the physician-patient relationship utilizing psychodynamic psychology：a primer for health professionals. Health Psychol Behav Med. 2021 Apr 17；9（1）：338-49.［PMID：34104564］
2）Skär L, et al. Patients'complaints regarding healthcare encounters and communication. Nurs Open. 2018 Feb 26；5（2）：224-32.［PMID：29599998］
3）Danielle Ofri（著），堀内志奈（訳）. 医師の感情—「平静の心」がゆれるとき. 医学書院，2016.
4）Hall JA, et al. Liking in the physician-patient relationship. Patient Educ Couns. 2002 Sep；48（1）：69-77.［PMID：12220752］
5）Ladson D, et al. Recognizing and managing erotic and eroticized transferences. Psychiatry（Edgmont）. 2007 Apr；4（4）：47-50.［PMID：20711328］
6）Noorani F, et al. How Should Clinicians Respond to Transference Reactions with Cancer Patients? AMA J Ethics. 2017 May 1；19（5）：436-43.［PMID：28553900］
7）Lawrence M. Brammer，他（著），堀越 勝（監訳）. 対人援助のプロセスとスキル—関係性を通した心の支援. 金子書房，2011.
8）Prasko J, et al. Transference and countertransference in cognitive behavioral therapy. Biomed Pap Med Fac Univ Palacky Olomouc Czech Repub. 2010 Sep；154（3）：189-97.［PMID：21048803］

9）AMA J Ethics. Ethics Talk：Negotiating Professional Boundaries in the Patient-Physician Relationship.2015.
（https://journalofethics.ama-assn.org/podcast/ethics-talk-negotiating-professional-boundaries-patient-physician-relationship）

※　文献中の URL には，以下の QR コードからアクセスできます（2023 年 7 月 1 日最終確認）

文献 9）

2 共感力低下を防ぐために 医療者に必要なこと

　医療コミュニケーションにおける共感とは，医療者が患者さんの観点や価値観をどの程度理解しているか，または理解しようとしているかを表す能力と考えられています。共感力の高い医師が対応する2型糖尿病患者さんの死亡率は，共感力が低い医師が対応する場合と比べて低いことが示されています[1]。共感力を向上させるには座学よりも面接の陪席やロールプレイなどによるトレーニングの効果が高いと報告されており[2,3]，共感力を育むためには実践的な内容のプログラムが求められることがわかります。

　本項では医療者が学んでおきたい共感力のポイントとして，医療者の感情や経験が自身の共感力を低下させる要因になりうることを述べたうえで，その対処法を紹介します。

CASE　一人暮らしの40歳女性Aさん。10か月前から不眠症状がみられB病院を受診し，不眠症と診断された。B病院で薬物療法が開始されるも症状の改善がみられないこと，自分の不眠が年齢相応のものと言われ納得できなかったことがきっかけで，その後，複数の医療機関を転々とするも症状は改善しなかった。C病院の初診時には不眠の訴えだけでなく，どこの医療機関を受診しても満足のいく病態の説明がないこと，症状が改善しないことから，声を荒げて医療機関への不信感を訴えている。

　Aさんと医療者のかかわりを通して，医療者の共感力とそれに関連する要因を考えましょう。

自身と患者さんをモニタリングし，認知バイアスの影響を減らす

医療者の共感力を低下させる要因の1つが，認知バイアス(思い込みや状況によって合理的でない判断をしてしまう心理現象)です。共感は対象者の心的状態を推測することで生まれるという特徴上，相手への偏見があると生まれにくい特徴があります[4]。また，認知バイアスには個人的な経験が大きく反映されます。例えば過去に患者さんから叱責を受けた経験のある医療者が，**CASE** のAさんを担当する場合を考えてみます。この医療者は，以前の患者さんと同様に怒鳴られるのでないかとの不安からAさんを恐怖の対象としてとらえ，共感的姿勢でかかわることが難しいと容易に想像できるでしょう。この医療者の感情はおかしなものではなく，過去に別の患者さんから受けた強いストレスと同様の体験にさらされることを防ごうとする自然な反応です。医療者が自分自身の心身を守りながら患者さんとかかわることは必要である一方，そのかかわり方が客観的に望ましいかどうかは十分に検討される必要があります。

医療者の認知バイアスが患者さんに及ぼす影響を減らすには，医療者が自分の考え方や感情を客観視するモニタリングが重要です[5,6]。医療者が，①何を感じ(感情)，②何を考え(認知)，③どう振る舞うか(行動)という3つの視点をモニタリングすることで，患者さんとのかかわりが自分の感情や経験に過剰に引きずられていないかどうかを検討します。モニタリングを行う際には，自分を第三者の視点でとらえる客観性が大切です。

同時に，患者さんの感情をモニタリングし，その背景を推論することも医療者の共感につながります。Aさんの場合，B病院を含め複数の医療機関の受診を経て，C病院へとたどりついています。一見，医療機関を転々とするドクターショッピングを行うとっつきにくい人のように感じますが，コミュニケーションを通してAさんの怒りが何に由来するのかをひもといていきます。このとき「あなたの怒りは何に由来しますか？」という直球の質問は火に油を注ぎますので，図4-3 に示す最初の医療者のかかわりのように，コミュニケーションの基本的なスキル(第2章)を用いて会話を進めていくことがポイントになります。

患者Aさん
〈怒り〉

薬を飲んでも眠れません。どこの医療機関を受診しても年齢のせいと言われて納得いく答えをもらえないし，薬を出されるだけだし。どうせこの病院も同じでしょうけど，睡眠の専門クリニックと知ったのでダメ元で受診しました。本当は薬も飲みたくないです。

どこの医療機関でも答えがもらえず，本当は飲みたくない薬を飲んでまで頑張っていらっしゃるのですね。

医療者
〈不安や恐怖〉

怒りの背景
・孤独感
・将来の
　不安

本当にそうですよ。薬を飲んでも眠れないなんておかしくなりません？　誰も私の気持ちなんてわかってくれないんです。

病院はもう信じられないという気持ちのなか，何が当院にお越しいただく背中を押したのでしょうか？

〈寂しさ〉

頼れる人もいないので先のことを考えると不安です。いくら病院を受診しても何も変わらなくて。（落涙）

どうにか今の状況を抜け出したいと頑張ってこられたのですね。本当に頑張っていらっしゃる。

〈共感〉

泣いている場合じゃないんですが，親や兄弟に言っても心配するだけなので，言わないようにしています。

おつらいなかでもあなたはご家族のことを大切に考えていらっしゃるのですね。

図 4-3　Aさんと医療者のやりとりと感情のプロセス

医療者は自らの①感情，②認知，③行動の視点とともに，Aさんの怒りの背景を理解して感情をモニタリングすることで，より共感的なコミュニケーションを行うことができる。

　会話を続けるなかで，Aさんの背景には，1)自分の苦しみを医療者も家族もわかってくれないという孤独感，2)このまま不眠がずっと続くのではないかという将来の不安の2つがあるとわかりました。これらのネガティブな気持ちによる怒りが医療者に向けられていたという背景を理解できれば，医療者のAさんへのかかわり方も図4-3のようになるのではないでしょうか。

　また，患者さんへの共感を難しくさせるもう1つの要因が，医療者の忙しさです。医学生やレジデントの共感力に関係する要因についての系統的レビュー[7]では，医学教育課程の忙しさが実習での失敗体験やメン

タルヘルスの問題につながり，その結果医学生やレジデントの共感力を大きく低下させると報告されています。この研究の対象は医学生やレジデントですが，医療者の場合にも日々の忙しさが身体・精神的反応を引き起こして共感力を減少させることは容易に想像できます。医療者の共感力は個人の問題としてとらえられがちですが，医療者の業務過多という構造に起因する社会的な問題としても考える必要があるでしょう。

モニタリングだけでは解決が難しい問題

さて，今回の CASE では，早い段階でAさんのつらい気持ちを話してもらうことができました。しかし医療者が患者さんの気持ちや考えを引き出すことは容易ではありません[8]。この背景には，医療者が一般の方に比べて対人援助に必要な思考力を確保するために感情を調整する機能が働く結果として患者さんの痛みへの共感的反応が小さくなること[9]，医療者と患者さんでは治療目標に対する重点の置き方や治療選択の考え方に大きなギャップがあること[10, 11]などが影響していると考えられます。

また医療者と患者さんの双方においてコミュニケーションがうまくいったと感じる場合でも，患者さんが医療者の伝えた内容を誤解して受け取ってしまうこともあります[12]。この誤解の背景には，医療者が医学的情報に基づくフィルターを通した「重要性」と，患者さんが一般常識というフィルターを通した「重要性」に認識の差があるためと考えられています。お互いに誤解が生じていることに気づかないまま意思決定が進む問題も生じます。

これらの各種研究から，医療者は患者さんとの考え方にはギャップがあること，またたとえコミュニケーションがうまくいっていると感じても患者さんに意図が誤って伝わっている可能性があることを前提にして，患者さんを理解しようとする姿勢をもつことが欠かせないといえます。

今回のまとめ

- 認知バイアスによる共感力の低下を防ぐために，医療者は自身と患者さんのモニタリングを行う。
- 業務過多という社会的問題も，医療者の共感力を低下させている。
- 医療者と患者さんの考え方のギャップを理解しようとする姿勢が，医療者の共感力向上につながる。

患者さんに共感的に接するためのコツ

私たち医療者は過去に感情的に動揺した方と似た特徴をもつ患者さんとかかわる際には，どうしても患者さん中心というより，自分の感情を優先してしまいがちです。このような場合は，もし自分以外の第三者であれば，目の前の患者さんにどう接しているか想像してみましょう。想像の結果，自分と同じようなかかわりであれば，認知バイアスの影響は少ないと考えられます。一方，自分と違うかかわりであれば，認知バイアスの影響が大きいと考えられます。どうしてもかかわるのがしんどいと思われる患者さんに遭遇した場合には，無理にかかわろうとせず，同僚に自分の気持ちを伝えてバトンタッチしてもらうことも考えましょう。

参考文献

1) Dambha-Miller H, et al. Association Between Primary Care Practitioner Empathy and Risk of Cardiovascular Events and All-Cause Mortality Among Patients With Type 2 Diabetes：A Population-Based Prospective Cohort Study. Ann Fam Med. 2019 Jul；17(4)：311-8.[PMID：31285208]

2) Patel S, et al. Curricula for empathy and compassion training in medical education：A systematic review. PLoS One. 2019 Aug 22；14(8)：e0221412.[PMID：31437225]

3) Krishnasamy C, et al. How does medical education affect empathy and compassion in medical students?A meta-ethnography：BEME Guide No. 57. Med Teach. 2019 Nov；41(11)：1220-31.[PMID：31389720]

4) Avenanti A, et al. Racial bias reduces empathic sensorimotor resonance with other-race pain. Curr Biol. 2010 Jun 8；20(11)：1018-22.[PMID：20537539]

5) Eichbaum QG. Thinking about thinking and emotion：the metacognitive approach to the medical humanities that integrates the humanities with the basic and clinical sciences. Perm J. 2014 Fall；18(4)：64-75.[PMID：25662528]

6) Atzil-Slonim D, et al. Therapists'empathic accuracy toward their clients'emotions. J Consult Clin Psychol. 2019 Jan；87(1)：33-45.[PMID：30474991]

7）Neumann M, et al. Empathy decline and its reasons：a systematic review of studies with medical students and residents. Acad Med. 2011 Aug；86(8)：996-1009.[PMID：21670661]

8）Epstein RM, et al. Beyond information：exploring patients'preferences. JAMA. 2009 Jul 8；302(2)：195-7.[PMID：19584351]

9）Decety J, et al. Physicians down-regulate their pain empathy response：an event-related brain potential study. Neuroimage. 2010 May 1；50(4)：1676-82.[PMID：20080194]

10）Hummel MJ, et al. Using the analytic hierarchy process to elicit patient preferences：prioritizing multiple outcome measures of antidepressant drug treatment. Patient. 2012；5(4)：225-37.[PMID：23098363]

11）Devereaux PJ, et al. Differences between perspectives of physicians and patients on anticoagulation in patients with atrial fibrillation：observational study. BMJ. 2001 Nov 24；323(7323)：1218-22.[PMID：11719412]

12）Morgan S. Miscommunication between patients and general practitioners：implications for clinical practice. J Prim Health Care. 2013 Jun 1；5(2)：123-8.[PMID：23748393]

3 コミュニケーションの質を可視化して測定する

　欧州31か国で79人の家庭医を対象に実施された，医師の価値観に関する2020年の調査[1]では，医師の中核的価値として「患者さん中心の医療の提供」が最も多く挙げられました。その大切さは医療者にとって議論の余地がないものですが，患者さん中心の医療を医療者が提供できているか，患者さんとのコミュニケーションが適切かはどう評価するのでしょうか。本項ではその測定方法について紹介します。

> **CASE**　「どのようなかかわりであれば，『患者さんの立場に立っている』といえるのか」と作業療法士3年目のAさんは悩み，10年目の先輩作業療法士Bさんに相談した。Bさんは「患者さんの気持ちを想像してみてはどうか」「ほかの人たちが患者さんと話しているところを見て学ぶのはどうか」と答えたが，より具体的なアドバイスを求めるAさんの反応はいまひとつだ（図4-4）。

　Aさんのコミュニケーションのどの要素が不十分かを適切に評価できないと，コミュニケーション力の向上のための具体的なアドバイスにつながらないだけでなく，Bさんの指導力にも疑問符がつきかねません。ではどうすればAさんのかかわりの"不十分さ"を評価できるのでしょうか？

行動観察と質問紙によるコミュニケーションの質の定量化

　医療者-患者間のかかわりを行動観察の手法から定量的に評価する方法[2]は，1950年代から開発されてきました。この潮流は行動観察にとどまらず，質問項目に回答してもらう質問紙に基づく評価にまで広がって

先輩作業療法士
Bさん

今度からもうちょっと親身になって患者さんの話を聞いてあげられないかな？

後輩作業療法士
Aさん

すみません，時間をとって困りごとを聞いてはいるんですけど……。どうしたら「患者さんの立場に立っている」といえるのでしょうか？

（難しい質問だな……）
まずは患者さんの気持ちを想像してみたらどうかな。

自分なりには頑張って考えているつもりなんですけど……。

ほかの医療者が患者さんと話しているところを見て学んでみるといいかもね。

はい，ありがとうございます。
（もっと具体的なアドバイスがほしいな……）

図 4-4　先輩作業療法士 B さんに患者さんとの接し方を相談する後輩作業療法士の A さん
B さんのアドバイスでは，A さんのコミュニケーションのどの要素が不足しているのかがわからず，具体的な行動変容につなげるのが難しい。

いいます。そのなかで医療者の共感力や医療者-患者間の相互作用，患者さん中心のかかわりなどの多様な側面を測定するさまざまな評価尺度がつくられ，特定の構成概念を測定する尺度についての系統的レビュー[3]も実施されています。

　先述の通り，医療者のコミュニケーションの質を定量化して「可視化」する方法には，行動観察と質問紙があります。第三者評価による客観性を担保したい場合は行動観察，主に患者さんの主観的体験を大切にしたい場合は質問紙など，それぞれの目的に応じて使い分けられています。

1）行動観察に基づく評価

　コミュニケーションの最も主流な測定法が，録音・録画した面接場面の音声や映像を理論的枠組みに基づいて，第三者が観察・評価する「コーディング・システム」です。このうち代表的なものに，動機づけ面接(MI)における医療者のコミュニケーション力などを測定する Motivational

Interviewing Treatment Integrity(MITI)[4]があります。これは，面接の音声を
1〜2回聞いて全体的なやりとりの特徴を5段階で評価する総合評価と，
面接における医療者の行動を集計する行動カウントの2つから構成され
ています。米ニューメキシコ大学内の依存症センターである CASAA が
公開するマニュアル[5]では，日本語版 MITI が掲載されています。

　そのほかには，患者さん中心のコミュニケーションの程度を測定する
The Measure of Patient-Centered Communication(MPCC)[6]が挙げられます。
これは患者さんと医療者の発言のうち「全人的に理解する」など特定の構
成要素に関してコーディングを行うものです。『患者中心の医療の方法
(原著第3版)』〔Moira Stewart，他(著)，葛西龍樹(監訳)，羊土社，2021年〕では，
日本語版 MPCC が掲載されています。

2）質問紙に基づく評価

　質問紙に基づく評価のうち有名な評価尺度が，診療場面における医療
者の共感力を患者さんが評価する The Consultation and Relational Empathy
Measure(CARE Measure)[7]です。これは項目数が少なくて使用しやすいこと
もあり，世界的に活用されています。日本では名古屋大学医学部附属病
院総合診療科の研究グループが日本語版 CARE Measure の妥当性・信頼
性を検証しています[8]。同グループの Web サイト[9]には，担当医師が「あ
なたを安心させてくれた」「あなたに十分話をさせてくれた」などの10項
目について，5段階で評定を求める質問紙が公開されています。

　CARE Measure と同様に，医師の診察がどの程度患者中心だったか，14
の項目を患者さんに回答してもらい測定する尺度として，Patient Perception
of Patient-Centeredness(PPPC)[10]があります。PPPC も MPCC と同じく，
『患者中心の医療の方法(原著第3版)』に日本語版が掲載されています。

かかわりを可視化する研究の留意点とは

　定量化のための最も主流な測定法として，コーディング・システムを
紹介しました。しかしコーディングには，評価尺度によって差異が生じ
る大きな問題があることに留意が必要です。医療者-患者間のかかわり

のデータに対して，異なる評価尺度を用いてコーディングを行った6つのグループによる研究が，2001年に『Health Communication』誌で論文としてそれぞれ公表されました。これら6つの研究をレビューした論文[11]では，研究結果にある程度の一致はみられるものの，評価尺度の違いによって定量化された発話数の差異をはじめ，さまざまな研究結果の相違点があると示されました。またコーディング研究で重要なのは，評価する第三者(コーダー)の質を担保することです。MITIやMPCCでは，数日間のワークショップによるコーディング研修が推奨されています。

　このように，コミュニケーションの質を定量化して可視化するには，どういった手法で定量化されているかなど，評価尺度における理論的定義の理解や，妥当性・信頼性の担保をふまえる必要があります。また医療者-患者間のかかわり方に影響を及ぼす要因として忘れてはならないのが，所属機関や部署といった枠組みです。しかしながら，「組織」の影響をふまえた研究は少なく[11]，個人ではなく組織人としての医療者のかかわりについての研究が望まれます。

構成概念の定義に共通認識をもったうえで話し合おう

　CASE でAさんからの相談に対して，Bさんがどう答えるべきかをみていきましょう。まずは評価尺度に含まれる項目を知るだけでも，「患者さんの話を聞く」ことの理解につながります。そのうえで実際に評価尺度を使用すれば，コミュニケーションの質を定量化して不十分な部分が可視化できるでしょう。ただし医療面接を評価尺度で評価する前に，それらの意味を十分に理解することが必要です。例えばCARE Measureを2人で眺めて，その項目の1つである「あなたを安心させてくれた」「あなたに十分話をさせてくれた」がどういう意味をもつのか話し合うなどです。AさんとBさんの会話でも，構成概念の定義についてお互い共通認識をもつところから，建設的な話し合いの第一歩が始まります。

＊

　コミュニケーションの質を測定するさまざまな評価尺度について紹介してきました。もしあなたが自身や所属するチームのコミュニケーション

をより良質にしたいと感じているなら，評価尺度を一緒に眺めてみたり，実際に使用してみたりしてはいかがでしょうか(利用に際しては，申請が必要なものもあるのでご注意を)。

今回のまとめ

- コミュニケーションの質の測定は，臨床力向上に不可欠である。
- 定量化のための方法には行動観察と質問紙があり，それぞれの特性に応じて使い分ける。
- コミュニケーションの評価尺度は，留意点をふまえて活用する。

コミュニケーションの質を可視化するコツ

自分1人で自分の面接を可視化しようとすると，どうしても厳しく(もしくは甘く)評価してしまいがちです。ここでのポイントは自分だけでなく，第三者にも同様の尺度を用いた評価をしてもらうことです。それによって他者と自分の評価にどのくらい乖離があるのか，そして評価が甘いのかもしくは厳しいのかといった評価の特徴を把握できます。自分の評価をより妥当性をもちあわせたものに修正していくことで，自分の医療コミュニケーションスキルを正当に評価できるようになるでしょう。

参考文献・URL

1) Arvidsson E, et al. Core Values of Family Medicine in Europe：Current State and Challenges. Front Med (Lausanne). 2021 Feb 23；8：646353.［PMID：33708785］
2) Bales RF, et al. Interaction Process Analysis；A Method for the Study of Small Groups. The American Catholic Sociological Review. 1950；11(4)：252.
3) Hudon C, et al. Measuring patients'perceptions of patient-centered care：a systematic review of tools for family medicine. Ann Fam Med. 2011 Mar-Apr；9(2)：155-64.［PMID：21403143］
4) Moyers TB, et al. The Motivational Interviewing Treatment Integrity Code(MITI 4)：Rationale, Preliminary Reliability and Validity. J Subst Abuse Treat. 2016 Jun；65：36-42.［PMID：26874558］
5) CASAA. Motivational Interviewing Treatment Integrity Coding Manual 4.2.1.2014. (https://casaa.unm.edu/download/MITI4_2-Japanese.pdf)
6) Clayton MF, et al. Assessing patient-centered communication in a family practice setting：how do we measure it, and whose opinion matters? Patient Educ Couns. 2011 Sep；84(3)：294-302.［PMID：21733653］

7）Mercer SW, et al. The consultation and relational empathy（CARE）measure：development and preliminary validation and reliability of an empathy-based consultation process measure. Fam Pract. 2004 Dec；21（6）：699-705.［PMID：15528286］

8）Aomatsu M, et al. Validity and reliability of the Japanese version of the CARE measure in a general medicine outpatient setting. Fam Pract. 2014 Feb；31（1）：118-26.［PMID：24115011］

9）名古屋大学医学部附属病院総合診療科．日本語版 CARE Measure. 2018.
（https://caremeasure.meidai-soushin.net/）

10）Stewart M, et al. The impact of patient-centered care on outcomes. J Fam Pract. 2000 Sep；49（9）：796-804.［PMID：11032203］

11）Rimal RN. Analyzing the physician-patient interaction：an overview of six methods and future research directions. Health Commun. 2001；13（1）：89-99.［PMID：11370926］

※ 文献中の URL には，以下の QR コードからアクセスできます（2023 年 7 月 1 日最終確認）

文献5）

文献9）

しっかり眠ろう

　医療者がたくさんの仕事をこなそうと使命感をもって働く姿は，患者さんに誠実さが伝わるものでしょう。しかし仕事に対する行き過ぎた使命感，例えば必要以上に残業したり，睡眠時間を削って勉強したりしようとすることは，自分自身や患者さんにとって本当によいことなのでしょうか。

　コロナ禍において，医療者の燃えつきの要因の１つに睡眠不足が関連することが報告されています[1]。睡眠時間を削って勉強や仕事をすることは"勤勉さ"の証であり，医療者の鑑とも感じられます。しかし災害心理学の観点からみると，不調をきたすほどの労働は支援する医療者の欠員につながり，必要な人に必要な支援が行き届かなくなってしまいます。そのため，医療者自身の燃え尽きを防ぎ，必要な支援を届けるためにも，医療者が睡眠時間を確保することは重要です。さらに，睡眠不足は医療者の共感力を低下させることも報告されています[2]。皆さんもきっと経験があるように，睡眠不足な日はイライラしたり，注意力が散漫になったりしがちです。このような精神状態では，患者さんに寄り添った支援がしにくいことは容易に想像できるでしょう。医療者の睡眠に関する問題は個人だけでなく，医療システム上の問題とも考えられており，医療者の睡眠に関する問題を改善しようという取り組みや提言が国際的になされています[3]。

　医療者の睡眠の問題と大きく関連するもう１つの要因が，交替勤務です。日本の看護師を対象とした研究では，交替勤務者は日勤者に比べて睡眠時間が短くなることが報告されています[4]。睡眠不足と関連するシフト勤務は医療過誤と関連することも日本の看護師を対象とした研究で報告されており[5]，睡眠の問題は医療者自身の問題だけではなく，患者さんにも害を及ぼす可能性があるといえるでしょう。

◆ 私たちは睡眠不足に勝てるのか？

　睡眠不足や交替勤務で生じた眠気は，コーヒーやエナジードリンクに含まれるカフェインでは解消することが難しく，現在の科学では仮眠に勝る有効な手段はありません。"〇〇という画期的な方法があります！"と伝えられれば本来はよかったのですが，私たちにできるのは残念ながら，睡眠不足にならないように規則正しい睡眠習慣と十分な睡眠時間を確保する，いわば「睡眠不足を予防すること」という目新しさに欠ける方法です。また夜勤を伴う交替勤務に従事する医療者には，どうしても睡眠の問題が生じやすくなります。夜勤に伴う睡眠の問題を防ぐためには，①夜勤前に仮眠を取ること（仮眠をする際にはアイマスクや耳栓，遮光カーテンを使用する），②夜勤中，可能ならいつも寝ている時間帯に仮眠を取ること，③夜勤後の日中にその日の夜に眠れなくなるほど多くの仮眠を取らないこと（夜勤後の仮眠は最低限の仮眠にとどめ，その代わりにその日の夜にまとめて多く眠る），④規則正しい食習慣と運動を行うこと，がおすすめです[6, 7]。

＊

　私たち医療者は"寝る間を惜しんで患者さんを支援する"のではなく，自分たちの睡眠や健康を大切に考えることが求められる時代になりました。医療者の睡眠時間を確保するために，管理職の方は部下が無理をして働いていないか知るために，部下が話しやすい雰囲気をつくるための心理的安全性について記載した 3-4(p.103)を，仕事量が多いと感じていて同僚や上司にそれを伝えられないというお悩みをお持ちの方は 3-4(p.100)を参考にしてみてください。

参考文献

1) Matsuo T, et al. Health care worker burnout after the first wave of the coronavirus disease 2019（COVID-19）pandemic in Japan. J Occup Health. 2021 Jan；63(1)：e12247.［PMID：34375497］

2) Guadagni V, et al. The effects of sleep deprivation on emotional empathy. J Sleep Res. 2014 Dec；23(6)：657-63.［PMID：25117004］

3) Meaklim H, et al. Sleep education for healthcare providers：Addressing deficient sleep in Australia and New Zealand. Sleep Health. 2020 Oct；6(5)：636-50.［PMID：32423774］

4) Togo F, et al. Association between depressive symptoms and morningness-eveningness, sleep duration and rotating shift work in Japanese nurses. Chronobiol Int. 2017 ; 34(3) : 349-59.[PMID : 28107042]

5) Arimura M, et al. Sleep, mental health status, and medical errors among hospital nurses in Japan. Ind Health. 2010 ; 48(6) : 811-7.[PMID : 20616466]

6) Järnefelt H, et al. Cognitive behavioral therapy for shift workers with chronic insomnia. Sleep Med. 2012 Dec ; 13(10) : 1238-46.[PMID : 23168269]

7) Wright KP Jr, et al. Shift work and the assessment and management of shift work disorder(SWD). Sleep Med Rev. 2013 Feb ; 17(1) : 41-54.[PMID : 22560640]

索引